陪 伴 女 性 终 身 成 长

U0332617

好习惯

胜过 好医生

[日] 石黑成治 著　崔斌 译

天津出版传媒集团

天津科学技术出版社

读者须知： 医学是随着科学技术的进步与临床经验的积累不断发展的。本书中所述的知识与各项建议均是作者结合自己的专业和多年的经验审慎提出的，但图书不能替代医疗咨询。因本书相关内容可能造成的直接或间接不良影响，作者和出版方均不予担责。

ISHI GA SUSUMERU HUTORAZU BYOKI NI NARANAI MAINICHI ROUTINE
© Seiji Ishiguro 2022
First published in Japan in 2022 by KADOKAWA CORPORATION, Tokyo.
Simplified Chinese translation rights arranged with KADOKAWA CORPORATION, Tokyo through FORTUNA Co., Ltd.
天津市版权登记号：图字02-2023-065号

图书在版编目（CIP）数据

好习惯胜过好医生 / （日）石黑成治著；崔斌译. -- 天津：天津科学技术出版社，2023.11(2024.5 重印)
ISBN 978-7-5742-1509-2

Ⅰ.①好… Ⅱ.①石… ②崔… Ⅲ.①疾病—预防（卫生）Ⅳ.① R4

中国国家版本馆 CIP 数据核字 (2023) 第 151262 号

好习惯胜过好医生
HAO XIGUAN SHENGGUO HAO YISHENG

责任编辑：张建锋
责任印制：兰　毅

出　　版：天津出版传媒集团
　　　　　　天津科学技术出版社
地　　址：天津市西康路35号
邮　　编：300051
电　　话：(022)23332400
网　　址：www.tjkjcbs.com.cn
发　　行：新华书店经销
印　　刷：天津联城印刷有限公司

开本 880×1 230　1/32　印张 6　字数 120 000
2024年5月第1版第2次印刷
定价：58.00元

前 言

　　首先，感谢各位读者购买这本书。我是一名消化外科医生，从业已有20多年。现在，我除了是一位给病人看病、做手术的医生，还是一名健康管理师，主要以预防医疗为主题在社交媒体上分享视频、写文章，还开办了健康培训班。

　　5年前，我在公园和孩子一起玩投接球的游戏。棒球飞到了公园外边，我为了捡球从约1米高的地方跳下，捡到球要爬上去时却惊觉："咦？腿怎么抬不上来……"因为我的身体变得笨重，所以腿脚变得十分不灵活。遥想我在学生时代曾打过橄榄球，现在爬这区区1米高的地方居然要费这么大力气，对此我感到十分震惊。

"糟糕，什么时候成这样了……"

　　从医后，我偶尔心血来潮也会去健身房锻炼身体，或到户外跑跑步，但并没有养成定期运动的习惯。20多年就这么过来了，我的肌肉量逐渐下降，体脂慢慢增多，导致现在爬1米高的地方都这么困难。然而就算这样，我也没有立即开始减肥或运动健身。

身体总是会发出某种信号。1米高的地方都攀不上去，爬个楼梯就气喘如牛，肩膀的疼痛持续1个多月都不见好转……对于身体释放出的这些体力衰减的信号，很多人往往予以无视，完全不注意保养自己的身体。其实，身体发出异常信号时，也正是修复身体的好时机。机体具有自然治愈的能力，如果我们当时就能认真对待、消除异常，身体必定能康复。然而，如果无视这些信号，放任不管，体力就会加速下滑。你的身体是否也发出了这种信号呢？

我在之前出版的《少食生活》一书中主要讲了以饮食为中心的生活习惯。看过这本书的读者纷纷表示受益匪浅，但<u>对于具体要怎么做，希望我能讲得再细致一点</u>。

因此，在这本书中，除了<u>介绍具体的吃法、食谱、锻炼方法和经验</u>之外，我将重点放在了<u>如何养成习惯的实践指导</u>上。此外，我还介绍了从初级到高级、从短期到长期的**各种实践方法**。如果你读来觉得有用，还请尽可能多地运用到自己的日常生活中。

对于健康，人们容易只关心饮食，而我希望大家除了关注健康的饮食以外，同时也重视通过运动维持肌肉量乃至增肌。本书通过大量篇幅介绍了**如何养成增肌的运动习惯，以及增肌的意义**。另外，近年来的研究发现，肠道菌群对健康状态也有较大影响，希望大家通过本书能够了解，**健康的肠道菌群与运动同样大有关联**。

饮食、运动、睡眠以及压力的应对——能否注意到它们的重要性，并**从此刻开始采取行动，将左右你的健康寿命**[1]。

让我们改变每天的生活习惯，过上不易发胖、不易生病的生活吧！

石黑成治

---

[1] 指人体能维持良好日常生活功能的平均生存年数，重点在于生命质量。——编者注

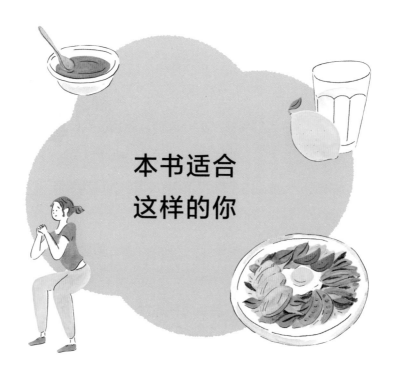

本书适合
这样的你

☑ 察觉自己有便秘、皮肤干燥等不适

☑ 感到体力、精力大不如前

☑ 希望健康地减肥、瘦身

☑ 想了解有科学依据的健康生活方式

☑ 想增强身体免疫力、减少生病甚至不生病

☑ 希望详细了解日常可实践的健康生活方式（饮食、健身方法等）

☑ 想了解如何养成良好的生活习惯并能坚持下来的秘诀

☑ 想改变生活习惯，养成不依赖药物的饮食方式、健身习惯，

达到最佳的身体状态

目 录

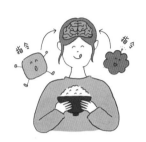

第1章 人体健康与肠道环境密切相关

第2章 通过“哄骗大脑”养成习惯的重要性及7条战术

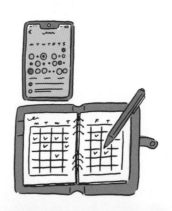

第3章 适当的力量训练有助于预防疾病

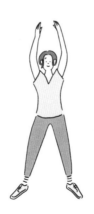

第5章

中级实践篇
2天骨头汤断食与2分钟力量训练

03 蚌式开合 / 04 空气跳绳 / 05 仰卧抬腿 / 06 平板支撑 / 07 腿内收 /

08 深蹲 / 09 高抬腿 / 10 开合跳 / 11 侧平板支撑 / 12 俯卧撑 / 13 滚腹肌轮

第6章 高级实践篇
28天间歇性断食与4分钟HIIT训练

第 1 章

人体健康与肠道环境密切相关

近年来的研究发现，肠道的状态对人体健康状况有很大的影响。毫不夸张地说，调节好肠道环境是预防疾病的关键。本章将引用相关的研究案例，说明其背后的原理。

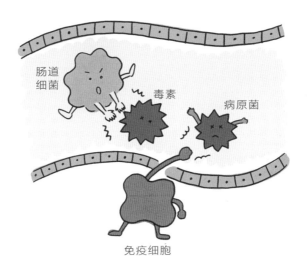

疾病的背后总是伴随着
肠道菌群异常

　　最近，"肠活"一词在日本各大媒体上非常流行。所谓"肠活"，就是要激发肠道的活性。与此同时，人们开始普遍认识到肠道菌群的重要性。

　　20世纪初，诺贝尔奖获得者、免疫学家梅契尼科夫曾提出一个假说，即肠道内存在的细菌与伴随年龄增长而发病的多种疾病有关。然而，这个假说在20世纪几乎无人理睬，直到21世纪才重新得到人们的关注。有关肠道细菌的研究成果数量也在近20年有了爆发式的增长。

　　从这些研究中可以得出这样的结论：我们的身体**能否保持健康的状态，是不是易生病的体质，在很大程度上受肠道菌群的影响**。我们的肠道内有什么样的细菌在为我们工作，决定了我们的健康。了解肠道细菌，明白其工作原理，就有可能在找到真正的病因和治疗方法上带来一场革命。

患有原发性高血压、2型糖尿病[①]、肥胖症、动脉硬化症的人，其肠道菌群与健康人的在构成上有明显的差异。研究病人的肠道菌群发现，他们肠道内有益菌中的乳酸菌比例发生了显著变化。由此带来的结果就是由肠道细菌产生的物质——特别是**短链脂肪酸**（丁酸、乙酸、丙酸等）大幅减少。

短链脂肪酸是肠道内的膳食纤维或抗性淀粉[②]在细菌的发酵作用下而产生的物质。食物里的养分被小肠吸收之后，剩余的残渣进入大肠内。人体没有分解膳食纤维的酶，因此膳食纤维在小肠内未被分解，直接来到了大肠。肠道细菌在大肠内处理膳食纤维，就产生了短链脂肪酸。也就是说，肠道细菌要从食物中多抽出约10%的热量。

---

① 2型糖尿病是患者最多的一种糖尿病（占比高达95%），我们通常所说的"糖尿病"指的就是2型糖尿病，由控制血糖值的激素——胰岛素功能下降导致发病。1型糖尿病（5%）则是一种自我免疫性疾病，需要注射胰岛素。——作者注（如无特殊说明，本书页下注均为作者注释。）

② 小肠内未被消化、到达大肠的淀粉，也被称作难消化淀粉，具有激活肠道细菌、改善便秘、降低胆固醇和甘油三酯、抑制血糖值急剧上升的效果。

肠道环境

习惯养成

力量训练

饮食

睡眠

初级实践

中级实践

高级实践

此外，短链脂肪酸还具有抑制大肠黏膜炎症的作用。如果没有肠道细菌产生的短链脂肪酸，**肠道会持续发炎，肠道环境会不断恶化。**

肠道环境

习惯养成

力量训练

饮食

睡眠

初级实践

中级实践

高级实践

肠道细菌会与大脑对话，
左右心理

　　研究发现，肠道细菌产生的短链脂肪酸除了维持大肠功能以外，还具有多种作用。自古以来人们就知道，压力之下大脑受到刺激，会并发腹痛、腹泻等肠胃不适症状。到了现在，我们明确知道了大脑的信息会传递给肠道，这种肠道与大脑之间的关联被称为"**肠脑关联**"。而短链脂肪酸就是这种肠脑关联系统中的关键性物质。

　　如果肠道不再产生短链脂肪酸，会发生什么呢？

　　短链脂肪酸会控制脑内神经递质的浓度。血清素是神经递质中的一种，它能够稳定情绪，参与睡眠等生理节律和体温的调节。<u>血清素水平过低可能会让人出现抑郁情绪</u>，甚至伴有暴力行为。人体在合成血清素的时候需要酶的参与，而进入大脑内的短链脂肪酸能够调节酶。除血清素以外，短链脂肪酸还

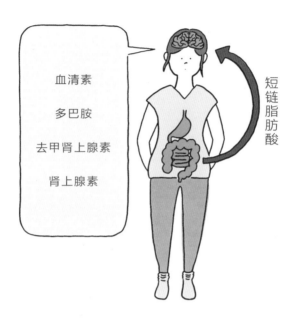

短链脂肪酸参与调节大脑内各种酶的工作

血清素

多巴胺

去甲肾上腺素

肾上腺素

短链脂肪酸

能调节参与合成被称为"欲望分子"的**多巴胺**，恐惧或兴奋时分泌**去甲肾上腺素**、**肾上腺素**的酶。肠道细菌产生的短链脂肪酸通过这些神经递质参与调节大脑的工作。肠道细菌就是这样与大脑实时对话的。

蛋白质中含的谷氨酸、γ氨基丁酸（GABA）等氨基酸也与脑神经的兴奋、抑制相关，而短链脂肪酸也参与调节这些氨基酸在大脑内的代谢。肠道细菌如果无法正常地合成短链脂肪酸，**人的感情、情绪就会变得不稳定**。

肠道细菌负责保护、修复肠道环境

肠道环境

习惯养成

力量训练

饮食

睡眠

初级实践

中级实践

高级实践

为什么肠道内会有大量的细菌呢？

肠道的主要作用是消化、筛选并吸收来自饮食的营养物质。此外，肠道细菌还能引导消化酶，支持食物的消化。其实，我们所说的"肠道内"并不是体内。如果简单地把身体比作像竹轮①一样的管状物，中空的部分就相当于消化道。空洞的入口是嘴，出口是肛门。食物从入口到抵达出口的这段时间内，消化道会消化、吸收食物中所含的葡萄糖、氨基酸、脂肪酸、矿物质和维生素等营养成分，最终排泄不需要的成分。对于肠道来说，肠壁越薄，营养吸收效率就越高，因此肠道上皮仅由一层细胞构成，从而形成人体只由一层细胞守护的结

---

① 日本料理里常见的一种食物，为空心圆柱状。——编者注

7

构，十分脆弱。

肠道是除皮肤外人体与外部环境最大的接触点。肠道的整体表面积相当于一个网球场（单打，有效面积）那么大，约200平方米。为此，肠道必须具备最强大的防御系统，**肠道内的免疫细胞占全身免疫细胞的70%～80%**。因此，肠道是人体最大的免疫器官。进入肠道内的食物混杂了各种各样的成分，肠道必须做到对毒素、病原菌、重金属等不予吸收，并将其排出体外。对人体来说，这里是危险物质最容易入侵的地方，必须重点配置免疫系统。免疫细胞与数以万亿计的细菌、古菌、真核生物相互作用，形成复杂的生态系统——肠道菌群。**甄别进入肠道的东西是不是身体必需物质的工作，就是由肠道菌群与免疫细胞共同进行的。**

免疫细胞一旦发现有异物入侵就会发起攻击。当病原菌、致病病毒侵入人体，人体必须发动免疫系统时，常在菌就会诱发免疫，让淋巴细胞增殖、引导肠道内的抗体（分泌型IgA）驱逐外敌。如果这种攻击持续进行，肠道就会始终处于炎症状态。这时，几种常在菌（脆弱拟杆菌、婴儿双歧杆菌、厚壁菌门等）要<u>守卫肠道</u>，若置之不理的话炎症可能就会失控。常在菌通过与抑制炎症的淋巴细胞沟通协作，防止病态

肠道环境

习惯养成

力量训练

饮食

睡眠

初级实践

中级实践

高级实践

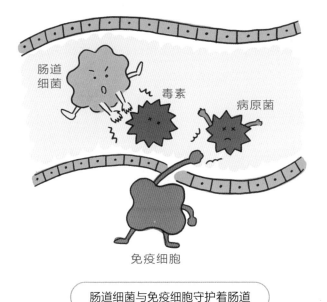

肠道
细菌

毒素

病原菌

免疫细胞

肠道细菌与免疫细胞守护着肠道

的炎症状态持续不断。

　　肠道细菌产生的短链脂肪酸也能抑制炎症，**强化肠道的防御系统，并承担修复工作**。肠道存在这种有益的肠道细菌，一旦有不时之需就能进行精准的控制，**既充分发动免疫，同时又不会引起不必要的炎症**。

强化肠道细菌才能提高免疫力

免疫力强、不容易被病毒感染的人，都具备什么样的体质呢？

免疫系统大致可分为**天然免疫**与**获得性免疫**。**天然免疫是指感知到侵入人体的病原体、自身的异常细胞（癌细胞、感染的细胞等），并将其排除的系统**。所谓免疫力强，指的就是这种天然免疫强。天然免疫有记忆外敌的功能，曾感染过一次的病毒或细菌再次侵入人体时，免疫系统能立即驱逐外敌。

那么，肠道内的天然免疫中，免疫细胞与肠道细菌是如何工作的呢？肠道的内腔被肠细胞分泌的黏液覆盖，而这种黏液中就有**肠道的常在菌**。

肠道中存在一定数量的常在菌，就能抑制有害菌的增殖。黏液中还存在分泌型IgA抗体与被称作抗菌肽（AMP）的

肠道环境

习惯养成

力量训练

饮食

睡眠

初级实践

中级实践

高级实践

抗菌物质，可防御外敌入侵。由于免疫细胞中已编入让共存的肠道细菌不受攻击的程序，于是就形成了肠道细菌与免疫细胞共同抗击外敌的态势。分泌型IgA抗体还能吸附肠道内的毒素，将毒素与大便一同排出体外。

分泌型IgA是由一种被称为肠道浆细胞、能产生抗体的特殊淋巴细胞形成的。那么，刺激、诱导浆细胞产生分泌型IgA的物质又是什么呢？在这里登场的，又是肠道细菌产生的**短链脂肪酸**。

肠道形成的免疫信息会影响全身的免疫。感冒是由病毒或细菌等入侵、附着在呼吸道黏膜上增殖引起的。上呼吸道（鼻、咽、喉）或下呼吸道（气管、支气管、肺）感染的状态被称为感冒。与肠道一样，呼吸道同样有黏膜，上面存在预防感染的分泌型IgA。

为保障在呼吸道内产生分泌型IgA的浆细胞正常工作，就需要肠道细菌形成的短链脂肪酸。由此可见，要想不感冒、不感染支气管炎或肺炎，调整肠道环境也是至关重要的。

获得性免疫有别于天然免疫，是**仅针对曾侵入过的病原体在再次感染时产生免疫的系统**。感染初期由天然免疫负责对付这种病原体，如果未能除去感染原，获得性免疫系统就会启动，识别出外敌的形状，并制造出适用于其形状的武器。这种武器就是抗体。抗体会与病原体直接结合，**阻止其侵入细胞内**，并发动杀死病毒或细胞的系统，**击退感染**。这种系统虽然感染几天后才能发挥效果，但能够记忆相关信息，从而形成抗体预防再次感染，且即便再次感染，也会在比第一次更短的时间内产生抗体。如果病原体侵入人体，人的免疫系统会通过天然免疫和获得性免疫两种系统记住这种病原体，打造铜墙铁壁般的防御系统。

肠道环境

习惯养成

力量训练

饮食

睡眠

初级实践

中级实践

高级实践

每周食用30种以上的蔬菜和水果，有利于保持肠道菌群的多样性

通过前文的讲述，我想大家对于肠道细菌所产生的短链脂肪酸的重要性有了一定的了解。简言之，它对肠道环境、免疫力和心理状态来说都是非常重要的物质。生产短链脂肪酸的原料是膳食纤维与抗性淀粉，那么这类食物是不是吃得越多越好呢？其实并没有那么简单。如果不能被充分吸收，产生再多的短链脂肪酸都没有意义。

未被吸收的短链脂肪酸会混在大便中被排出。研究发现，大便中的短链脂肪酸浓度越高，肠道菌群就越缺乏多样性，不仅肠道，全身的炎症反应都会加剧。**大便中短链脂肪酸浓度高是肠道环境恶化的一项指标**。有的人大便发软且稍有腹泻，而大便中短链脂肪酸排泄量大的人就容易腹泻。很多人都知道便秘的人肠道环境不好，**其实大便总是发软甚至经常腹泻**

的人肠道环境可能更加糟糕。

大便中短链脂肪酸浓度高的人肠道细菌中有害菌的比例高，而且患**肥胖症、心肌梗死、脑卒中等疾病的风险越高**。大便中短链脂肪酸浓度低的人，肠道存在形成肠黏液层的嗜黏蛋白阿克曼菌、具有改善肥胖作用的拟杆菌等多种细菌。短链脂肪酸的一种——丁酸就是由布氏瘤胃球菌等极少数的细菌产生的。从占肠道细菌整体数量的比例来看，这些有益菌的数量极少。如要确保能产生短链脂肪酸并吸收必要的量，打造这类极少数的肠道细菌也能生存的肠道环境就显得非常重要了。

肠道细菌的种类不同，所偏好的食材也不一样，因此如果总是偏食，肠道细菌的增殖就会失衡。一项名为美国肠道计划（American Gut Project）的研究分析了美国、英国、澳大利亚等国家超过1万人的大便，结果发现**每周吃30种以上蔬菜和水果的人，其肠道菌群的多样性更高，抗生素耐药菌等有害菌更少**。良好的肠道环境意味着存在多种肠道细菌，这种状态被称为**"肠道菌群多样性高"**。

克罗恩病等肠道炎症、腹泻型的肠易激综合征、大肠癌等肠道疾病患者通常都丧失了肠道菌群的多样性。众所周知，肥

肠道环境

习惯养成

力量训练

饮食

睡眠

初级实践

中级实战

高级实践

胖者的肠道菌群发生了变化，研究其变化可知肠道菌群丧失了约20%的多样性。为了将肠道菌群的多样性保持在较高的水平，就要在饮食多样化上下功夫。有益菌喜爱**富含膳食纤维和寡糖的食材**，即**益生元**。建议大家将大蒜、洋葱、芦笋、豆类、西蓝花、花椰菜、牛油果、香蕉等富含益生元的食物加入平时的饮食中。此外，**色彩丰富多样的蔬菜和水果中富含的多酚、类胡萝卜素等**也是有益菌喜爱的成分。

维持肠道菌群较高水平的多样性固然重要，但对于个人来

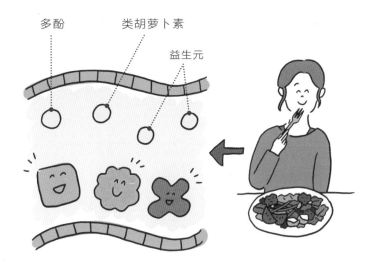

吃色彩多样的蔬菜和水果，促进有益菌增殖

说，存在什么样的细菌、数量有多少才是最好的肠道环境则取决于遗传与环境。单纯为增加丁酸而摄入丁酸菌，大量补充乳酸菌、双歧杆菌，或摄取富含特定细菌的酸奶，对于食用者来说并不一定就是最好的选择。我们**需要的是全面改善影响肠道环境的整体生活习惯，创造良好的肠道环境**。当然，为给予肠道适度刺激，**摄入含有多种菌的食材也很重要**。日本人自古以来食用的味噌、纳豆、酱油、酒曲等**发酵食品**就含有肠道所需的肠道细菌。

肠道细菌会指定食物

肠道环境

习惯养成

力量训练

饮食

睡眠

初级实践

中级实践

高级实践

　　我去国外旅游或学术访问时，一般到了第三天就要四处寻找日餐，然后就不怎么吃得下当地菜了。不能充分享受国外的美食固然可惜，但我觉得可能自己就是那种只适合吃日餐的类型，那也没什么办法。最近我开始认为，这可能是因为**我的肠道细菌**不想吃西餐。对于肠道细菌来说，如果吃的不是自己喜欢的食物，那可是生死大事，因此才**通过"肠脑关联"要求我吃日餐**的吧。

　　传统日餐中的膳食纤维十分丰富。日餐中一般都会有米饭、糙米、大麦饭、裙带菜味噌汤、胡萝卜炒牛蒡、纳豆等，主要由谷类、薯类、豆类、绿叶蔬菜、菌菇、海藻等富含膳食纤维的食材构成。

　　与日餐相比，西餐主要是动物蛋白与动物脂肪含量多、

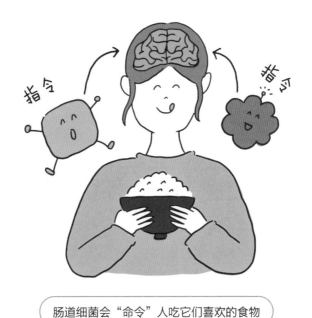

肠道细菌会"命令"人吃它们喜欢的食物

大量使用糖类（碳水化合物的一种）的加工食品，而作为膳食纤维摄取源的蔬菜和水果占比较低。大量研究结果已经表明，这种西餐不要说亚洲人，就连欧美人吃了也会出现肠道环境紊乱的情况。因此，建议大家养成习惯，吃饭时在心里念叨一句："这是我的肠道细菌喜欢吃的吗？"

肠道细菌的天敌①
抗生素

肠道环境

习惯养成

力量训练

饮食

睡眠

初级实践

中级实践

高级实践

现代人不良的生活方式是致使肠道环境恶化的一大原因。在此，我主要向大家介绍影响肠道环境的两个因素。

在现代医疗中，抗生素是必然会用到的治疗药物。医生给病人开具抗生素常常是必要措施，但如果给并不需要的人开抗生素，引发的弊端会远远大于治疗上的好处。这种弊端就是<u>对肠道菌群的破坏</u>。一般来说，在连续服用抗生素后的第四天，肠道内的有益菌数量会开始下降，有害菌的比例相对升高。使用抗生素后微生物群不仅很难回归正常，甚至可能完全不会恢复。

滥用抗生素带来的影响，无论在人生的哪个阶段都很大，<u>幼儿期</u>则尤其严重。这个时期，肠道菌群尚未搭建完善，是菌群从父母向子女代际迁移的时期。调查结果显示，**出生2年内服用抗生素的幼儿**以后患过敏症、哮喘、肥胖症、肠道炎症等疾病的风险会大大增加。

　　当前，抗生素用量最多的领域是畜牧业与养殖业。在日本，抗生素的医疗用量只占三分之一，剩余的三分之二都是在医疗之外的地方使用的。遗憾的是，即使我们自己注意避免滥用抗生素，但仍会通过**畜禽肉类、蔬菜和水果**从环境中大量摄入抗生素及抗生素耐药菌。与100年前相比，人类肠道菌群的多样性有所降低，正在失去很多从祖先那里世世代代继承下来的肠道细菌。

肠道环境

习惯养成

力量训练

饮食

睡眠

初级实践

中级实践

高级实战

肠道细菌的天敌②
果葡糖浆

　　果葡糖浆比白砂糖还要甜，被广泛用于市售的商品。果葡糖浆除了用于苏打水之类的**软饮料**以外，还被广泛使用在**营养饮品**，烤肉料汁、拌菜料汁等**调味品**上。咖啡馆里使用的糖浆也都是果葡糖浆。为什么果葡糖浆而非白砂糖得到了如此广泛的应用呢？

　　果葡糖浆是以淀粉为原料生产的葡萄糖与果糖的混合液。原料淀粉原先多使用马铃薯、甘薯等薯类，近年来多用玉米，特别是转基因玉米，因此生产成本非常低。果葡糖浆与纯粹的白砂糖相比更甜、成本更低，因此被大量使用。

　　果葡糖浆中的果糖浓度非常高，水果中的果糖浓度远远不及。大家可能误以为果糖是水果中含有的糖，因此更健康，然而高浓度的果糖也会带来各种各样的健康问题，如直接作用于脂肪细胞，会让**脂肪蓄积**，使人患**肥胖症**、**心脏病**的风险增大。而且，这些健康问题必然也会引起肠道菌群的紊乱。

高果糖的饮食会给肠道菌群造成什么样的影响呢？

肠道细菌中的厚壁菌门与拟杆菌门的比值是显示肠道菌群紊乱程度的一项指标。在肥胖症、自闭症儿童的肠道细菌中，厚壁菌门和拟杆菌门的比值偏高。给小鼠投喂高果糖食物后，其肠道的厚壁菌门和拟杆菌门的比值会上升，引起肠道炎症，并诱发**肠漏症**[①]。

此外，高果糖食物还会使肠道内的5-羟基色氨酸（神经递质血清素的原料）减少。由于5-羟基色氨酸具有促进肠蠕动的作用，因此，它的减少会诱发**便秘**。研究发现，由于果葡糖浆的果糖占比严重偏高〔（1.5～1.9）：1〕，所以容易引发更严重的健康问题。

---

① 指由于肠细胞屏障功能降低，肠壁通透性上升，导致原本无法透过肠道的未消化物、代谢物、微生物等渗漏到肠道外。肠漏症是俗称，医学上称之为"肠道通透性增加"。

上夜班导致肠道环境紊乱——
睡眠紊乱带来的影响

肠道环境

习惯养成

力量训练

饮食

睡眠

初级实践

中级实践

高级实践

　　"肠活"这个词在日本流行有一段时间了，大家也都意识到激活肠道活性的重要性，并将改善饮食作为重要的一项措施。然而，我们更要认识到，肠道菌群这一健康的晴雨表，还会受到其他生活习惯的影响。我将在第3章中详细介绍运动不足如何影响肠道菌群。此外，<u>睡眠不足、睡眠质量下降</u>也会导致肠道环境的恶化。

　　<u>睡眠紊乱与短期健康问题（压力增加、心理问题）及长期健康问题（心血管疾病、癌症、肥胖症）密切相关</u>。有几种肠道细菌能产生促进睡眠的神经递质——γ-氨基丁酸（GABA）。此外，相关研究也发现，肠道细菌产生的物质对睡眠有一定程度的影响，如棒状杆菌属的肠道细菌就具备合成

血清素（一种与睡眠相关的神经递质）的代谢能力。

最新的研究更是确认了睡眠紊乱与肠道菌群构成之间的明确关联性。该研究调查了26名男性的睡眠数据与血液、大便中肠道细菌的关联性，发现肠道菌群多样性越高的人睡眠质量越好。肠道菌群多样性低的人在睡眠期间从入睡到中途醒来的时间更短，即无法长时间睡眠。研究还发现，慢性睡眠不足可能会进一步导致肠道菌群的异常情况恶化。

现代社会有很多人因远途出差而倒时差，从事护士、空乘等工作的人经常需要倒班，这些都会导致睡眠节律被打乱。有研究指出，经常上夜班的人除了睡眠紊乱，患糖尿病、乳腺癌的风险也居高不下。可以认为，睡眠障碍与肠道菌群紊乱、疾病之间的相关机制将越来越明确。希望大家能够充分地认识到，**为了改善肠道环境，确保一定的睡眠时间至关重要**。具体该怎么做，我将在第3章中详细介绍。

剖宫产对肠道环境的影响

肠道环境

习惯养成

力量训练

饮食

睡眠

初级实践

中级实践

高级实践

除了前文提到的这些因素外，还有一些现代特有的原因也会导致肠道菌群的紊乱。

剖宫产率的上升就对现代人的肠道菌群产生了很大的影响。据统计，经济合作与发展组织（OECD）中发达国家的剖宫产率达到了26.9%，而发展中国家则不到5%。这几年，日本也有18.5%的产儿是剖宫产出生的。与自然分娩出生者相比，**剖宫产出生的孩子在成年后患肥胖症的风险高11%，患2型糖尿病的风险高46%**。出生约2年后，肠道菌群的构成会基本确定，而自然分娩与剖宫产出生者的肠道菌群之构成截然不同。话虽如此，肠道菌群的构成并不是一成不变的，也会因出生后的生活方式、饮食习惯等发生变化。因此，剖宫产出生者须认识到自身肠道环境容易紊乱这一"先天不足"的情况，并在日常生活中注意改善、维护肠道环境。

大多数疾病都与肠道菌群紊乱有关

人在身体上的各种不适是因何而起的呢？现代医学认为，心肌梗死是心脏血管变狭窄导致的，而让血管变狭窄的物质是胆固醇。因此，一般来说，为防止复发，采取的方法就是反复进行心脏血管的检查，降低胆固醇值即可。确实，观察心肌梗死患者心脏血管的细胞、心脏肌肉的细胞就可以发现，它们发生了慢性代谢障碍、炎症、氧化应激引发的病变。然而，疾病对人体的损伤往往不止一处。体内发生这些变化的患者，其脑细胞、肝脏细胞、肾脏细胞也同样受到损伤。所谓疾病，只不过是受损最大的部分症状最明显而已，如果以其他形式，如脑出血、糖尿病、认知障碍、癌症等形式表现出来也并非不可思议。同样，即使没有任何症状，但如果体检发现血压升高、血糖值升高、胆固醇值升高，即可以认为全身细胞的功能都已出现下降。

肠道环境

习惯养成

力量训练

饮食

睡眠

初级实践

中级实践

高级实践

身体会**通过疾病的形式向我们发出身体细胞已发生异常的信号**。如果无视这种信号，细胞受损的状况就会进一步恶化。细胞与生俱来地具备自我修复损伤的机制。不少人在身体受损较轻的阶段，通过改善生活方式成功地让疾病消失。然而，更多的情况却是因不适演化成疾病而追悔莫及。我们必须在身体出现变化的初期阶段就开始采取相应的对策。

在症状还没有显现的阶段，肠道菌群就已先出现异常。肠道菌群一旦紊乱，就可能会诱发疾病；相反，肠道环境好的人得病的风险则小得多。如果治疗时能注意改善肠道环境，也有助于防止疾病恶化。

人体的异常如果以肠道菌群紊乱的形式出现，结果可能会演变为代谢异常、免疫异常乃至疾病。如果能意识到这个过程，就能更好地理解调整肠道环境的重要性。

第2章

通过"哄骗大脑"养成习惯的重要性及7条战术

成年人的大脑会拒绝新事物，不愿做新的事情，因此容易三天打鱼，两天晒网，无法轻易地养成习惯。习惯养成的关键在于"哄骗大脑"，直到能够无意识地做这件事情。在本章中，我将向大家介绍养成习惯的具体战术。

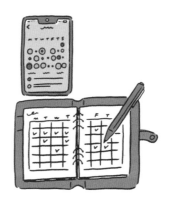

习惯养成的过程——
以我的情况为例

健康习惯的"雪人"始于小雪球

"不能再这么拼了……"

2018年2月的一天夜里，被叫出去做紧急手术的我坐在车里默念道。

那一周，<u>我在家总共只待了6小时</u>，是极其异常的一周。当时，我除了在大学医院内的日常工作外，还要出外勤、值班。每天都是深夜回家，第二天一大早又要出门，周末的上午还有会诊或紧急手术，在家休整的时间非常有限。然而即便这样，一周只在家待6小时也太异常了。我的妻子担心我会过劳死，曾建议我辞职，于是我下定决心要改变自己的生活现状。

我在学生时代一直都在打橄榄球，是肌肉比较发达的那

肠道环境

习惯养成

力量训练

饮食

睡眠

初级实践

中级实践

高级实践

种体型。工作后，我有20多年不参加任何体育运动，饮食方面也没有特别注意，饿的时候就在便利店买个仙贝或巧克力凑合吃点了事。不知不觉间，体重比学生时代增加将近10 kg，达到88 kg，裤子的大腿部分都紧到快穿不上了。为了不让自己的体型变化被人察觉，我只能穿上肥大的裤子掩人耳目。<u>那时候的身体状况是最差的</u>，一有空闲我就躺倒休息，在电梯里也要打个盹。一直腰疼，每周都要做针灸。

毅然决定从大学医院辞职后，我有意识地减少了工作，从此倒是没有那么累了，但由于生活方式没有改变，身体状况并没有得到改善。就在这段状态最差的时期，我邂逅了艾萨克·琼斯博士写的那本扭转我命运的书《改变人生的饮食术》，从此我的健康状况开始止跌回升。我将这段经历写进其他书中，在这里我想再重述一下我具体是怎么做的。

可能很少有人知道这样一个事实——人的体内有两台"发动机"。2018年以前，从医20年的我也不知道这个事实。这两台发动机分别是<u>由糖类驱动的发动机</u>和<u>由脂类驱动的发动机</u>。如果一直使用的都是糖类驱动的发动机，那么脂类驱动的发动机就不会启动。而脂类驱动的发动机不发动的话，就必须不断地给身体补充糖类。艾萨克·琼斯在书中写道，"要想停下糖类发动机，就需要在一定时间内控制糖类的摄入，启动脂类驱动的发动机。"对于这段内容，我直觉上认为有一定道理，虽然还没有弄清楚其中详细的理论，但仍决定先试一试。如果把我的健康习惯比作一个大雪人，堆成大雪人的那个最初的"小雪球"就是在这个瞬间成形的。

最初的行动和变化

最先采取的行动就是不再吃劣质的油。也就是说，在医院食堂不吃过油的东西，不在外面吃饭，并将自家的油换成椰子油。曾经每天都要吃的仙贝和巧克力当然也要敬而远之。如果嫌麻烦，白天就只喝咖啡和水。谁知因为要长时间做手术，竟也没觉得饿，轻松熬过了那段日子。仅仅这样过了两周，身体状况就出现了很大的变化。

首先，以往脸上、头皮上长的小疙瘩都不见了。白天不再犯困，能胜任的工作随之增加。这样就没有必要再买功能性饮料，尽管我当时还不知道咖啡因和果葡糖浆过剩的影响，也很少再往医院的便利店跑了。

第一个月体重几乎没有变化，但腹部的脂肪明显变软了。

这是脂肪细胞炎症消失的预兆，也是很多人改善饮食后都会最先注意到的信号。这样一来，一度萎缩的肌肉开始若隐若现，我开始有了运动的念头。

我由于原本就做过运动，突然下决心重拾起以前的运动习惯，很容易一不小心就用力过猛。我采用了与学生时代在橄榄球社团时相同的训练方式，进行运动、休息、运动、休息的间隔训练，结果如何呢？第二天肌肉就疼得不行，之后连续五天都没有做任何运动。于是，我明白了这样蛮干不可行，从而切换了方法，改为按照每天能坚持的量有条不紊地运动，先从**每天只做30秒的核心训练**——平板支撑开始。

在经历了以上的过程之后，我领悟到一个养成习惯的小窍门。

先通过改变饮食让身体状况发生变化，获得小有所成的成功体验。这样一来，人自然愿意重复做这件事，同时还想开始新的挑战。这时如果按照力所能及的最大限度去做，往往就会失败。这就像我照搬学生时代的训练方式一样，一脚将油门踩到底马上会失速。在尝试一件全新的事情时，一定得是**以最小限度的劳力作为开始**，不要让做这件事本身给自己造成任何负担，**重点在于坚持**。如果能顺利坚持下来，健康习惯的"雪人"起初那个小石头子一般大的"小雪球"就会一点点变大，变成乒乓球那么大。

生活方式本身的改善

我继续坚持新养成的习惯——不吃点心，不吃劣质油，做平板支撑的时间也从最初的30秒开始逐渐延长。这样坚持下来之后，从第2个月起我的体重就开始下降。**体重下降的速度保持在1个月 4 kg左右**，4个月后我的体重就足足减了14 kg，降到了74 kg。再一看，肚子上的大部分脂肪都已消失不见，原本像皮球一样圆滚滚的腹部**出现了6块腹肌**。

我每天都记录体重，看着数字不断下降的图表，内心涌出了无穷的动力。这时我开始学习更多与健康相关的内容，并听了很多讲座，与此同时，我在不勉强自己的前提下逐个增加健康习惯。

最早增加的一个习惯是每天**一大早喝柠檬水**。然后就是**白天喝1.5～2.5 L水**。水在手术室随时都能喝到，因此没有缺过水。再然后，我按照**间歇性断食**（设置断食时间让肠道得到休息）的要求吃饭。

肠道环境

习惯养成

力量训练

饮食

睡眠

初级实践

中级实践

高级实践

早餐我只喝放了MCT油①、草饲酥油②的咖啡，基本上只吃**午餐与晚餐**两顿饭。有长时间手术的时候一天只吃一顿饭，吃饭时好好吃蔬菜，并有意识地严格遵循**先吃蔬菜（膳食纤维），后吃主食**的顺序。这样有意识地形成生活习惯后，我与职场上的同事们开始探讨更深刻的健康知识，并时常思考"要想保持健康，我们该做什么"。

此外，我还会琢磨"如何提高运动、睡眠的质量""面对压力，我们该如何应对"等问题。我还磨炼与人相处的技巧，积累了各种各样的经验。

在坚持了几个月以后，思考如何保持健康的生活方式已然变成了我的习惯，并养成了**早上一定要做锻炼肌肉的训练，连续间歇性断食16小时**的习惯。

最初小石子那么大的"小雪球"变成了结结实实的"大

---

① 指单纯由椰子油所含的"中链脂肪酸"制成的油。与一般植物油包含的长链脂肪酸相比，中链脂肪酸消化吸收起来更快，能快速转化为能量。

② 用草饲牛全乳做的酥油被称为草饲酥油，也叫澄清黄油，是炖煮黄油、去除其水分与乳蛋白后剩下的纯脂肪，印度传统医学"阿育吠陀"自古至今都将其用作药材。

雪球"。这时我恰好从大学医院辞职，原本是因为身体状态恶化才决心辞职的，结果离职的时候身体反而达到了最佳状态。

.

无意识的行为——养成习惯的7条战术

肠道环境

习惯养成

力量训练

饮食

睡眠

初级实践

中级实践

高级实践

战术1　从能产生成就感的小事情开始

千万不要一开始就追求达到最佳状态，从而激进地改变生活方式。就如我在前文中提到的那样，要**小步走，慢慢做有别于以往习惯的事情，这样才能养成新习惯**。就好像睡前不刷牙会感觉不舒服那样，形成习惯的事情一旦不做就会感觉不爽。

我每天早上都要先做做悬垂再出门上班，有一天没做悬垂就出门了，发动汽车引擎后才想起来。不做悬垂就觉得浑身不爽，于是我还是停熄引擎跑回家做完悬垂才上班。家人都觉得疑惑万分："跑回家就为了这个吗？"

战术2　一大早就做

什么时间做运动比较好呢？我的答案是"一大早就做最好"。空腹做运动会促进**生长激素的分泌**，此外还能消耗肝脏、肌肉内的**糖类**（即糖原）。另外，固定在早上做运动也是习惯养成这一过程中非常重要的一条战术。

要想回到年轻时的苗条体形，那就开始减肥吧。如果特别容易疲劳，想恢复体力，那就去健身房吧。更年期身体状态不佳，那就改变饮食习惯自己做饭吧。在日常生活中，当我们开始做一件新的事情时，其实都是在做一项大决策。那么落实这项大决策需要坚持多久呢？我们常说三天打鱼，两天晒网，不过只要不出什么意外，大部分人都能坚持两周到一个月。然而，几乎没有人能坚持做以前从未做过的事超过一个月。这是因为决心"干吧"的**动力与反复决策发起行动的能力都是有限的**。

如果人在发起一项行动时需要做决策，那么就要付出比较大的代价。这个代价是什么呢？那就是**意志力**。不妨想象一下，一大早意志力的"钱包"还是满满当当的。一天中无论多么琐碎的事情，比如早上喝咖啡还是红茶，坐这班车还是下一班车，今天午饭吃什么……每做一个这样的决策，这个钱包就要把意志力一点点地支付出去。意志力会在使用的过程中被逐渐消耗，在采取任何类型的行动时都要用到意志力，然而它的来源却只有一个。

如果不提前做好计划，一整天中都是临时才做出各种小决策的话，到了晚上，意志力的钱包里就所剩无几了。意志力枯竭，人就容易败给诱惑，也更容易受到恐惧或不安情绪带来的刺激。

我们总是在不知不觉间反复进行着小的决策。看哪个视频网站的内容？在哪家店喝咖啡？在哪家超市购物？自己做饭还是在外面吃？要不要点外卖？要不要给这条动态点赞？要不要在社交软件上关注那个谁……

我们可能意识不到，但这些全都是决策。研究表明，吃什么、要不要继续吃、吃完这些就别再吃了吧……我们每天光在吃饭这件事情上就要做出平均226.7个决策。据说，**人在一天内总共要做出约35 000个决策**。担任重要工作岗位的人被迫在工作中做出大量决策，意志力很快就会枯竭。

现代人可进行的选择太多了。苹果公司的创始人乔布斯以总是穿着同样的衣服而闻名，据说就是为了做出重要决策，不想在今天穿什么衣服这种小事上浪费意志力。

肠道环境

习惯养成

力量训练

饮食

睡眠

初级实践

中级实践

高级实践

一天下来，光做决策就累坏了，到了晚上怎么可能下决心去健身房做运动呢？早上才是意志力最充沛的时间。不在这个时间做运动的话，就很难养成每天运动的习惯。

有研究表明，在压力激素<u>皮质醇</u>水平高时付诸行动容易形成习惯。人体一大早皮质醇水平最高，然后逐渐降低。因此有人提出假说，人在早上和晚上做同样的事直到形成习惯，所需要的天数应该有差异，这项研究就是根据这个假说进行的。

在这项研究中，为了使42名参加者形成习惯，研究人员让他们在规定的时间做伸展操。参加者被分为两个组，一组早上起床时做操，另一组则是晚上睡觉前做操。研究表明，有意识开展的这项做操行动，相比晚上做（平均154天），在早上做（平均106天）更早地变成了习惯。这项研究还测定了皮质醇的浓度，结果显示皮质醇水平越高，形成习惯所需的时间就越短。由此可见，**<u>不喜欢却必须要养成习惯的事情最好还是放在早上做更好</u>**。

战术3　不留做不完的事情

反复做决定会在不知不觉间夺走我们的意志力，对于这

肠道坏境

习惯养成

力量训练

饮食

睡眠

初级实践

中级实践

高级实践

一点大家几乎都没有认识到。很多人的"意志力钱包"就这样在无意识中变得空空如也。

你有没有虽然现在不着急做，但还没有完成的任务呢？例如还没有交付的工作任务、想读却还没有翻开的书、一直想去"打卡"却迟迟未去的什么地方。

人就是这样的动物，**如果某件事还没做完，心里就会一直挂念着这件事**。看电视剧的时候，中间插播广告，那就一定要等广告播完看到后续。比起已经做完的事情，人的天性使得我们总是对还没做完的事情记得更清楚，心里放不下。这就叫"蔡加尼克效应（Zeigarnik effect）"。

你有没有这样的经历，比如周末在家里想起做到一半的工作，结果翻来覆去睡不着呢？没完成的工作越多，想起来后压力就越大，最终甚至会导致睡眠障碍。想起没做完的事情放心不下，感到压力非常大，这又会夺走意志力。这些想法就像绕着你飞来飞去的小苍蝇一样，嗡嗡作响，无法散去，给你造成精神压力，最终的结果就是导致工作效率下降。

战术4　将未完成的事情记下来

如果能不留做不完的事情，那当然可以减少意志力的浪费。然而有时候仅靠自己的努力很难将事情做完。例如，虽然工作任务有期限，但还要等别人先完成前面的部分；想去的地方不可能在今明两天内就逛完……要完成所有干了一半的事情是不可能的。

那么，如何消除事情做不完造成的精神压力呢？实际上有个很简单的办法，那就是**只要把未完成的事情记下来**就行了。然后再**制订计划**，即截止到某个时间要把这件事完成。研究表明，只要针对未完成的事情制订出计划，就能防止正在全力处理某个问题时突然冒出来新问题，并对此进行无关的思考，听到与未完成的事情相关的词语时，人的不安反应也会随之变小。

我们的大脑会在无意识的情况下迫使我们想起没做完的事情。但是，如果有了一个规定在什么时间完成的计划，那么即便没有完成，无意识的大脑也会予以接受，不再强制我们把这件事做完。

做计划的时候，可以将未完成的事情大致分为**短期**（1周以内）、**中期**（1周以上，1个月以内）与**长期**（1个月以上），中期和长期的记下来之后先不必放在心上。一旦做好计划你就会发现，未完成的中长期任务就不怎么会想起来了。每周可以做一次计划，这样就能集中精力完成短期的任务了。

战术5　想养成习惯的事情要留下记录

在初期阶段，要把养成做某件事情的习惯和通过这种行为获得成果当成两件事。勤喝水、做运动……要养成这些习惯，首先要集中精力做这些事情。如果能获得小有所成的成功体验，坚持下去的动力就会进一步高涨。想要获得成就感，最简单的方法是计算做这件事的天数。可以在手机的日历上留下采取实际行动的记录，这样哪怕仅仅是看着日历上的标记日渐增多也会很开心。人的短期记忆是靠不住的，我们连三天前的夕阳是什么样都想不起来。即便坚持了两个星期，记忆里最多只能感受到做了两三天的充实感，因此，留下记录很重要。

做某件事有了成果，像勤喝水后不那么容易累了，爬楼梯没那么费劲了，发生这样的变化也要记录下来。我自己就一直**记录**做平板支撑运动的**时间**。最开始只有30秒，3个月后能延长到4分钟，看到这样的记录我真是高兴极了。留下养成习惯的记录，向接下来的阶段迈进时也会更加自信。

肠道环境

习惯养成

力量训练

饮食

睡眠

初级实践

中级实践

高级实践

战术6　和已养成习惯的事关联起来

早上做的很多事情往往比较相似，且都形成了习惯。早上起床后，上厕所、刷牙、刷手机看新闻……与傍晚以后做的事相比，已形成规律的事情相对较多。**一定要在另一件事的前后做，这样形成关联后，更容易养成习惯**（契机-行动相关性），比如早上起床后做伸展操等。因此，与计划容易被打乱的晚上相比，早上更容易养成习惯。

战术7　安排一天的日程时要便于坚持

前文介绍的研究结果已表明，人更容易养成在早上做拉伸操的习惯。拉伸操毕竟难度低，做起来可能没什么负担，但如果是做让心跳加速的运动，可能有的人就会犹豫要不要在早上做。当然，身体活动开的时间因人而异，年轻人可能起床5分钟后就能活动了，而年纪大的人可能要花1小时以上的时间。不过，无论是哪种情况，一天中能确保一定时间的就只有早上。因此我建议大家把重点放在如何确保早上的时间上。

可能有人会说，我早上没有时间。但如果只是5分钟的运动，其实只需要早起5分钟就可以。只不过因为这件事在你心

肠道环境

习惯养成

力量训练

饮食

睡眠

初级实践

中级实践

高级实践

目中的优先度比较低，你不想匀出时间来而已。如果是**做优先度高的事情，就更容易按时完成**。另外，有没有被无端浪费掉的时间呢？如果有的话，就要想办法**有意识地减少时间的浪费**。尝试一件新的事情时，如果不对以往的行为进行任何改变、只是单纯追加的话，那么失败的概率就会很高。正确的方法是开始做一件新的事情时，同时决定不再做以前一直在做的某件事。这可能包括减少单纯发呆的时间、无所事事的时间、看电视的时间等。

以我自己为例的话，早起后我会先做**呼吸训练**（大约10分钟），调节好自主神经系统的平衡，然后正式进入运动时间。如果早上刚起的时候还睡眼惺忪，到完全清醒还需要一段时间的话，可能就需要算上这段时间再早起一会儿。因为不能减少睡眠时间，所以只能是晚上早点睡，**并想办法进行更深度的睡眠**（避免蓝光照射、睡前深呼吸），还要调整白天的安排以便能早睡，除了早上可能还要考虑其他时间能不能省出来。为了能安安心心、踏踏实实做好这5分钟的运动，可能需要巨大的努力。

不过，习惯性地在早上做运动后就会发现，上午的工作效率有所提高。考虑到**人生整体的收益**，早上做运动的习惯是一定要养成的，哪怕需要为此提前安排好一整天的事情。

第3章

适当的力量训练
有助于预防疾病

近年来的研究表明，肠道细菌与运动大有关联。任何想要预防疾病、保持健康的人都应该立即开始运动。在本章中，我会讲一讲其中的缘由。

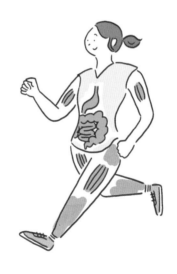

运动是"百病之药"

谁都知道运动有利于健康。对于"你认为运动对身体有好处吗"这个问题，很少会有人说"不"吧。

然而，以现在的生活方式，有多少人能定期做运动呢？

像保健食品、保健用品中，宣传文案里都说得明明白白，只要买下来，开始吃、开始用就能变健康，身体状态就能得到改善。但一说到运动有利于健康，到底怎么有利，反倒模糊不清了。人特别容易相信"这么办就好"这种单纯的一个问题式说法，并期待短期内就发生变化。然而，稍微做一点运动，并不会感受到身体状态上的变化。很多人为了减肥开始运动，但坚持了一个星期左右体形也没发生什么变化，于是就随便找个借口不再做运动了。

非要说一个我们无法坚持运动的原因的话，那就是**人们没有充分理解运动对健康的真正好处**，只知道类似于"以前就说运动有益于健康""运动对健康有好处,还是做一下吧"这种模糊的说法。

然而,进入21世纪以后,人们对运动的认知完全被刷新了。**运动不足开始被列为慢性疾病的一大因素**。这就意味着运动不足和吸烟、酗酒、饮食不规律等坏习惯一样被视为导致疾病的原因。据预测,今后运动不足可能会成为比吸烟还要严重的健康问题。另据不完全统计,针对"运动"与"健康"之间关联性的研究迄今为止已经超过10万项。现如今,运动不足已经被认为是患心脏病、认知障碍、乳腺癌、大肠癌等35种疾病的一大原因。

不仅是对健康问题有所觉醒的人,**所有想要预防疾病的人都应该做做运动**。

肠道环境

习惯养成

力量训练

饮食

睡眠

初级实践

中级实践

高级实践

长期伏案工作危害健康

　　运动不足人群的代表就是长时间坐着的人。一整天伏案工作的人必须认识到,这种行为本身就会让寿命缩短。

　　有一项针对17 000名加拿大人做的研究表明,坐着的时间越长,死亡特别是因心脏病死亡的风险就越高。久坐时间最长的人,死亡风险是常人的1.54倍。研究还探讨了工作时间以外做运动能否降低该风险,结果发现无论怎么多做运动,久坐的人死亡风险都不会下降。也就是说,**坐着本身就会缩短寿命**。

　　研究发现,久坐造成有害影响的原理在于会让**肌肉血流减速**。肌肉只要稍有动作,其代谢就不会下降。然而,久坐状态下的肌肉活动,特别是下肢肌肉的活动会完全停止。肌肉不动弹,肌肉内的血管就不会受到刺激,血管细胞制造的一氧化氮合酶(NOS)就会减少。而一氧化氮下降会导致慢性炎症，成为各种疾病的诱因。

在动物实验中，下肢活动受限的老鼠在最开始的6小时内，肌肉中的蛋白质合成效率下降了37%。肌肉才这么短的时间不活动，其内的代谢就发生了较大的变化。经验证，仅24小时下肢不活动，**葡萄糖代谢也会显著下降（胰岛素抵抗）**。如此说来，抖腿虽然看着不怎么美观，却有益于健康。

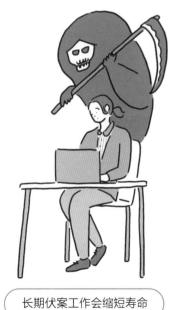

长期伏案工作会缩短寿命

肠道环境

习惯养成

力量训练

饮食

睡眠

初级实践

中级实践

高级实践

决定寿命的因素①
最大摄氧量

最大摄氧量（$VO_{2\,max}$）是指运动中可摄入到体内的最大氧气量，是全身耐久力的一项指标。如果在运动时能大量地摄入氧气，细胞就能在线粒体内产生大量的能量（ATP）。直接测定最大摄氧量时，要戴着专用的吸气面罩，同时蹬自行车或在跑步机上跑步，分析呼吸中的气体成分。因为直接测定需要专用的器械，所以可以用调查实际能完成多久运动的测试（最大运动测试）来代替，从而推测出最大摄氧量的值。

将最大摄氧量维持在一定水平会影响寿命。英国有项研究邀请了40～69岁（平均约58.1岁）的58 892名参与者以接近最大运动量的水平进行蹬自行车测试，并根据运动水平将参与者分成3类，经过5.8年的观察后发现，运动能力低的参与者，生存率也低。

生存率也与最大摄氧量随年龄增长出现的下降相关。芬兰曾测定了579名42～60岁男性的最大摄氧量，并与11年后的值进行比较，据此探讨了前后的差对生存率的影响。最大摄氧量值大幅下降的人死亡风险升高，而该值得到改善的人则死亡风险降低。做运动能够减缓最大摄氧量的下降。不做运动该值会大幅下降，死亡率逐年升高；相反，如果积极运动的话，就有助于将死亡风险降低。

另外，如果日常生活中坐着的时间较长，最大摄氧量会下降到相当低的值。久坐的人50岁时的最大摄氧量值与积极运动的人80岁时的值相当，由此可见，久坐的生活方式每时每刻都在缩短人的寿命。为**避免连续坐15分钟以上**的情况，一定要适时地起立做**简单的下肢运动**（屈伸或背伸等）。现在，我们能够通过智能手表测出最大摄氧量的推测值，因此我建议大家在日常生活中测定该值并做好记录。

肠道环境

习惯养成

力量训练

饮食

睡眠

初级实践

中级实践

高级实践

决定寿命的因素②
肌肉量

相信不少人虽然一知半解地知道运动有益于健康，但仍未能认识到肌肉力量训练的重要性。近年来，关于维持肌肉量和肌肉功能对身体有何影响的研究结果不断涌现。

30岁以后，我们会以每年约250 g的速度失去原有的肌肉量。不过，因为同时会有与该重量相当的脂肪增加，所以乍一看几乎看不出体重的增减。即使觉得跟年轻时相比体重没有太大变化，但其实身体的质量已经迥然不同。

过了50岁，失去肌肉的速度会进一步变快，人在**50—75岁之间会失去约25%的肌肉量**。如果肌肉萎缩到步行困难或站立困难等妨碍日常生活的程度，这种状态就可被称为"肌少症"。处于肌少症状态的人不仅肌肉量减少，肌肉的功能（保持肌肉力量与姿势的能力）也会下降，**死亡或需要护理的**

肠道环境

习惯养成

力量训练

饮食

睡眠

初级实践

中级实践

高级实践

风险上升2倍。日本的肌少症患者中，75 ～ 79岁之间的男女占比均约为20%，80岁以上男性比例为30%，女性则为50%。对于超过60岁的人来说，此时维持住的**肌肉量与寿命的长度是一致的**。因此，到了人生后半场，肌肉量能维持到什么时候就成了人生的关键。

目前，肌少症已成为世界性的问题，虽然人们正在研究有没有药物疗法可以加以改善，但迄今为止尚无有效的方法。因此，想要增肌，除了进行力量训练外，别无他法。也许有人会觉得老年人即使进行力量训练也毫无意义。这种观点是极其错误的。65岁以上的老年人，无论男女，只要在恰当的指导下进行力量训练，12周内瘦体重（肌肉量、骨量的指标）平均可增加0.9 kg。此外，训练腿部的腿推举、腿屈伸的最大重量也分别增加了33 kg和20 kg。6个月后仍能继续增加，分别比基础重量增加了50 kg和29 kg。

无论到了哪个年龄阶段，都有可能增强肌肉力量。

老年人进行训练的项目不能与年轻人完全相同，因此需要更简便可行、专为老年人开发的训练项目，如使用弹力带、椅子和毛巾，进行简单的训练。

坚持力量训练时，如果一个人练太无聊，可以选择**多**

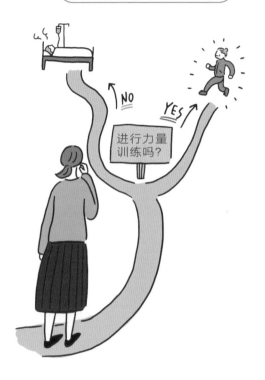

力量训练决定未来的健康寿命

进行力量训练吗？

人一起练，夫妻也可以一起练，这些都是坚持下去的重要因素。当然，无论40多岁还是50多岁，只要不等到60岁才开始力量训练，就不用担心未来会患肌少症了。

最有效的**延长健康寿命的**锻炼是什么

肠道环境

习惯养成

力量训练

饮食

睡眠

初级实践

中级实践

高级实践

想要过上健康的生活，就要维持或改善最大摄氧量，而这个指标是可以通过运动改善的。那么，为改善最大摄氧量应该做什么样的运动呢？

一般来说，为了改善最大摄氧量，就要进行耐久力训练，比如能够提高心肺功能的慢速长跑。然而，通过跑步改善最大摄氧量会有两个问题。首先，通过坚持跑步感受到效果本身就很困难。能坚持跑步的人，恐怕仅限于那些原本运动能力就比较强，能保持运动习惯、热爱跑步的人。第二个问题是有研究结果显示，为提高心肺功能坚持长跑未必就真的有利于健康。

有一项用5年时间观察25 000人运动强度与动脉硬化严重程度的关联性的研究。最开始时，这项研究将参加者分成"不运动""适度运动""认真运动"3组。5年后观察动脉硬化的严重程度却发现，"认真运动"的这群人动脉硬化最严重。有人认为，这一结果让人不得不怀疑运动是否真的有益于健康。研究人员自己也很混乱，无法解释其中的理由。

坚持运动不仅可以从细胞层面提高人体的功能，还能提升肌肉力量。**如果每周进行3次60分钟左右的耐力训练**，即可对身体产生益处。然而，超过这个程度的耐力训练反而会给身体造成压力。剧烈运动和长时间运动都会使活性氧急剧增加。研究表明，运动带来的好处存在一定的临界点，超过这个点反而会带来坏处。这主要是由运动导致活性氧生成的水平与保护细胞免受活性氧危害的抗氧化能力之间的平衡所决定的。**如果持续施加低水平的运动压力，身体的抗氧化能力会缓慢上升，可接受的运动量也会随之增大**（运动兴奋效应）。为保证耐力训练的效果，养成坚持训练的习惯，需要投入大量的时间，这对于繁忙的现代人来说并不现实，因此，不太适合作为达到健康目的的方法。

由于长时间的耐力训练会导致氧化压力增大，所以需要将运动时间尽可能地缩短。想要通过短时间运动提高最大摄氧量，最应采取的训练方法是**高强度间歇性训练（HIIT）与力**

量训练。

　　高强度间歇性训练是指进行**15～30秒的全力训练**，然后**休息15～30秒**，以此为一组，在几分钟内重复这组训练的方法。高强度间歇性训练与跑步、蹬健身车等耐力训练一样可以提高最大摄氧量。大家可能会觉得，运动时间才不过30秒，会有效果吗？实际做过就会知道，持续做30秒的单一运动其实很难，对平时不运动的人来说难度过高。为此，最初可进行TABATA训练法，即以运动20秒、休息10秒为1组，开始先做4组（2分钟），然后逐渐增加负荷，以达到最终可进行8组训练（4分钟）。即使4分钟的训练做两遍，进行8分钟左右的TABATA训练，第二天也几乎不会产生疲惫感。

　　然后还必须进行**力量训练**。一般来说，力量训练主要是为了增强肌肉的力量，给肌肉施加刺激使其变大。另外，力量训练也有增加最大摄氧量的作用。不过，这是有条件的，即仅限于基础值比较低的人。也就是说，最初体力较差的人仅通过力量训练就有望同时增强肌肉力量与心肺功能，因此这是非常高效的训练。当然，要实现保健效果并不需要像健美选手那样使用大重量的杠铃或其他健身器械。俯卧撑、悬垂、深蹲等利

肠道环境

习惯养成

力量训练

饮食

睡眠

初级实践

中级实践

高级实践

用自身体重的自重训练，或利用毛巾和椅子在自家进行的训练同样可以增强肌肉力量。

　　关于高强度间歇性训练（HIIT）与力量训练的具体方法，我将在后文的实践篇中做详细介绍。

肠道环境

习惯养成

力量训练

饮食

睡眠

初级实践

中级实践

高级实践

无论多少岁，做力量训练后都会产生生长激素

运动有助于**降低**人体患糖尿病、认知障碍、心脏病、癌症等**各种疾病的风险**。科学家们正在逐步揭示其中的具体原理。研究表明，肌肉能分泌具备激素功能的物质，并通过这种物质与全身的脏器对话，由此可见，肌肉还发挥了内分泌器官的作用。肌肉分泌的这种物质叫作**肌细胞因子**（Myokine），有几百种。

那么，如何刺激肌肉，让其分泌肌细胞因子呢？最好的办法就是让肌肉动起来。肌细胞因子首次被发现并认定是在2000年，研究发现，在运动刺激下肌肉会分泌一种叫**白介素-6**（interleukin 6，IL-6）的物质，并且这种物质在肌肉以外的部位也有其用途。肌肉就是通过白介素-6与各种脏器进行对话的。大家都有过剧烈运动后没有食欲的经历吧？这是

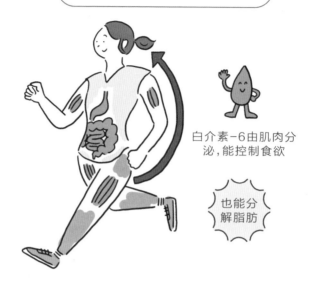

运动后白介素-6会使食欲下降并分解脂肪

白介素-6由肌肉分泌，能控制食欲

也能分解脂肪

因为此时肌肉分泌出来的白介素-6通过控制食欲的激素作用于大脑，使食欲下降。此外，具有运动诱导性的白介素-6还能直接作用于脂肪组织，让脂肪分解。白介素-6是肌肉在收缩时分泌的，因此力量训练能够强有力地诱发肌肉分泌白介素-6。分泌这种物质并不需要能破坏肌肉级别的强刺激，因此，适度的力量训练就能促使人体产生充分的运动诱导性白介素-6。

力量训练有助于改善大脑的记忆功能

肠道环境

习惯养成

力量训练

饮食

睡眠

初级实践

中级实践

高级实践

　　运动的另一大好处是有助于<u>改善海马（大脑内掌管记忆的区域）的功能</u>，究其原理的话，就是肌细胞因子的参与。肌肉分泌的肌细胞因子中，有一种名为组织蛋白酶B（cathepsin B）的物质。

　　组织蛋白酶B到达大脑后，会诱导海马生成一种促进神经生长发育的蛋白质，即脑源性神经营养因子，从而促使海马生长。一想到自己的肌肉居然可以和大脑进行对话，就不由得为人体构造之神秘而感到震惊。

　　肌肉还可以通过肌细胞因子与肝脏、骨骼、皮肤、免疫系统对话。当然，<u>肌肉也在与肠道进行着对话</u>。

肌肉与肠道的对话有助于预防糖尿病

　　白介素-6是一种会引发炎症的化学物质。如果平时白介素-6浓度偏高，则会引发由慢性炎症引起的糖尿病等。这种白介素-6主要是脂肪组织分泌的，会使胰岛素的功能下降（胰岛素抵抗）。这就是为什么内脏脂肪多的代谢综合征患者容易得由胰岛素抵抗引起的糖尿病的原因。

　　然而，通过运动让肌肉分泌出的白介素-6具有完全相反的作用，即改善胰岛素抵抗、预防糖尿病。这种机制是由肌肉与肠道的对话触发的。通过运动分泌出的白介素-6会刺激肠道的内分泌细胞，诱导生成一种叫作胰高血糖素样肽-1（GLP-1）的肽。GLP-1通常在摄取食物后被分泌出来。它会让胃的蠕动更缓慢，具有抑制食欲、抑制肠道功能的作用，能为消化吸收创造适宜的环境。由于它还会刺激胰岛素的分泌、抑制血糖值，现在GLP-1已被用作糖尿病的治疗药。

运动有助于预防糖尿病

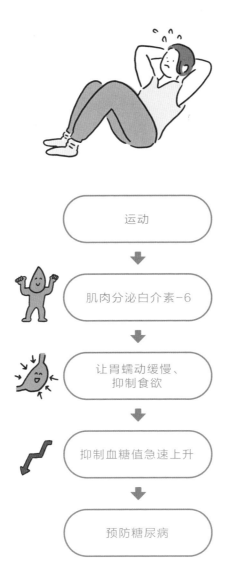

运动

↓

肌肉分泌白介素-6

↓

让胃蠕动缓慢、
抑制食欲

↓

抑制血糖值急速上升

↓

预防糖尿病

通过运动刺激肠道分泌的GLP-1与通过饮食诱导分泌的GLP-1具有相同的功能。白介素-6本身也会直接作用于胃，降低将胃的内容物送往肠道的速度，延长饱腹的时间。力量训练本身能够诱导白介素-6的分泌，如果选择在此类运动后进食，这种机制就会发挥作用，防止饮食过量，还具有抑制血糖值急速上升的效果。

有益菌也喜欢运动，
力量训练有助于改善肠道环境

肠道环境

习惯养成

力量训练

饮食

睡眠

初级实践

中级实践

高级实践

　　另外，运动还会影响肠道细菌。最近的研究表明，**运动会使肠道内的有益菌活跃起来**，运动后肠道有益菌的比例能够提高，肠道细菌的多样性也会增多。

　　运动尤其可使肠道的有益菌——乳酸菌数量增加。乳酸菌是对能产生乳酸的细菌的总称。乳酸是重要的物质，可保持肠道的酸性环境，具有排除病原菌、维持肠黏膜免疫功能的作用。另外，其他菌的数量也会因为运动而增加，它们会以这种乳酸为食，**合成一种短链脂肪酸——丁酸**。就如我在前文中提到的那样，丁酸是良好的肠道环境所不可或缺的物质。运动后，这种能够让肠道环境不断改善的肠道细菌会增加。反过来，也有研究结果表明，**肠道环境的变化也会有助于改善运动功能**。让小鼠定期摄取含乳酸菌的食物后，发现其肌肉量有所增加，运动功能得到改善。不过，请不要根据这个研究结果误以为，只要摄取了乳酸菌，就可以不再作为、高枕无忧了。与不运动的人相比，做习惯性运动的人肠道菌群的多样性明显更高。要想改善肠道环境，仅通过吃（包括摄入含益生菌的健康食品）而不运动，并不能获得充分的改善效果。

此外，要带着什么样的意识做运动呢？做运动时的心情也有可能会影响肠道环境。有动物研究的数据表明，强行让小鼠运动和使其自发运动时，其肠道细菌是存在差异的。强制运动时，带有脂多糖（LPS，一种内毒素）的菌群会增多，而自发运动时并没有出现这种情况。

因此，大家在做力量训练时，一定要选择能够提高肠道菌群多样性，同时又能减少有害菌的训练类型。

不要用力过猛，不要勉强，
避免次日感到疲劳

肠道环境

习惯养成

力量训练

饮食

睡眠

初级实践

中级实践

高级实践

　　前面说了这么多关于力量训练之重要性的内容，但其实对于一直都没做过力量训练的人而言，最初可能很难提起劲来。比起像尽义务一样为了健康而被动地做运动，轻松愉快地自发做运动的效果显然要好得多。因此，刚开始的时候，无论做哪种运动都可以，选择自己喜欢的、能坚持的运动即可，然后逐步加入力量训练的要素。

　　开始运动时需要特别注意的是，要**逐步提高强度**。打算认真做运动，结果一下子就跑了1小时，或者做力量训练时一上来就挑战自己的极限重量，那就大错特错了。

　　必须要避免会让身体疼痛的运动。与年轻时不同，人到中年之后，如果不慎损伤关节、肌肉或韧带，不仅需要花很长时间痊愈，而且可能留下一生的伤患。为此，首先注意不要用力过猛、不要勉强自己，更要避免运动后第二天仍感到疲劳。

养成运动的习惯需要每天坚持，要在不至于疲劳的程度就停止运动，这样才有可能坚持下去。加强训练负荷要在形成运动习惯之后。在初期阶段，**强度控制在略感意犹未尽的程度**就已足够。

力量训练基本以利用自身体重的**自重训练**为主。训练内容可有针对性地选择锻炼**肩胛骨周围、腹部、臀部**等部位的肌肉训练。次数可控制在极限次数的六成左右，在保持正确姿势的前提下慢速进行。慢速练习虽然花时间，但这样练习可以将受伤的风险降到最低。

运动初期最好跟着健身教练练习，请其检查姿势是否正确。现在我就在线上请专业教练指导姿势，同时与别人一起进行力量训练。现在的线上系统特别发达，在线上就能接受和线下现场一样的充分指导。往返健身房太浪费时间，就更不愿意去了。

为避免疲劳，还要**保证充分的睡眠**。做运动却经常睡眠不足的话，压力激素——皮质醇就会逐渐累积，最终还会导致肌肉量的下降。

运动必然会造成氧化压力，所以千万不要忘了运动后乃至平时就要**充分摄取富含抗氧化物质的蔬菜和水果**。

目前为止的很多研究都表明，通过摄取含维生素C、维生素E、乙酰半胱氨酸等抗氧化物质的补充剂，可达到运动后改善疲劳或抑制疲劳、抑制肌肉损伤的效果。不过，长期摄取含维生素C的保健品会导致线粒体增殖受阻，减弱运动效果。抗氧化物质最好从不含食品添加剂的绿色食品中摄取。为获取多种多样的抗氧化物质，请多多食用各种颜色的蔬菜与水果。

肠道环境

习惯养成

力量训练

饮食

睡眠

初级实践

中级实践

高级实践

第 4 章

初级实践篇

10个能轻松养成的
健康习惯与
30秒力量训练

那么，具体在日常生活中应该做什么呢？本章将介绍能轻松养成的10个健康习惯。希望大家尽可能多地引入自己的生活中，把"健康习惯的雪球"越滚越大吧。

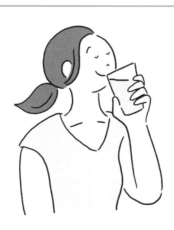

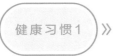 健康习惯1 **早上起床后，
先喝1杯柠檬水排毒**

早上起床后先摄取水分，可以说是一个最容易养成的健康习惯。

人体在睡眠期间会因流汗而流失超过300 mL的水分，呼气也会流失水分，再加上有些人睡觉期间还会起夜。因此，我们必须认识到早上刚醒的时候人体是处于缺水状态的。建议大家早上起床后**先摄取500 mL左右的水分**。喝水时可加入**适量鲜榨柠檬汁、2大匙苹果醋**。为补充因出汗而流失的电解质，还可以加入**少量的盐**（岩盐或海盐）。不习惯喝凉水的人可以喝温的白开水。

大家都知道柠檬有益于健康，而它的健康效果正在被各项科学研究证实。2021年发布的一项研究结果显示，柠檬汁能够抑制餐后（如吃面包或米饭）血糖值的上升。动物实验

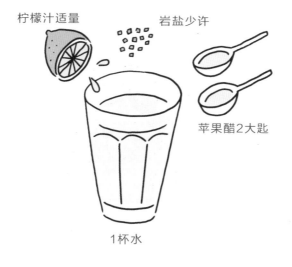

柠檬汁适量　　　　岩盐少许

苹果醋2大匙

1杯水

肠道环境

习惯养成

力量训练

饮食

睡眠

初级实践

中级实践

高级实践

也证明，柠檬中所含的类黄酮具有**抗癌、抗菌和抗病毒的效果**，此外还能**缓解肠胃不适症状、改善肠漏症**等。

现在，你已经了解每天摄取柠檬水的好处了吧？小小的柠檬真是不容小觑。大家可以期待一下每天坚持喝柠檬水的效果，然后从今天开始就喝起来吧。

经常有人会问我，一定要用新鲜柠檬榨的汁吗？市面上卖的柠檬果汁不行吗？如果不是**鲜榨的柠檬汁**，就不能同时摄取维生素C、酶等来自植物的各种营养素与膳食纤维。外出旅行或出差而无法榨柠檬汁时，可用市售柠檬果汁代替，其他时间还是尽量摄取鲜榨的柠檬汁吧。

健康习惯2 》 每天喝2 L以上的水

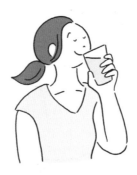

体重数值(kg)×32 mL= 1天需要的喝水量

　　我们的细胞中含有大量的水分。人体的约60%都由水分组成，其中三分之二的水分都存在于细胞内，血液中水分的比例约为8%。为防止细胞脱水，需要及时补充水分。细胞一旦脱水，人体只能靠血液中的水分维持各项功能，而血液中水分含量是远远不够的。

　　人体每天需要摄入的水分量为体重数值（ kg ）×32 mL。这是最基础的量，最好能摄入比这个量还多的水分。吃饭时的水分摄入量与喝茶、咖啡的摄入量不包含在内。为改善早上的缺水状况，要有意识地在上午这个时间段内大量摄入水分。当排尿次数略多、尿液颜色偏淡时，就差不多了。

肠道环境

习惯养成

力量训练

饮食

睡眠

初级实践

中级实践

高级实践

健康习惯3 》 **摄取优质的油**

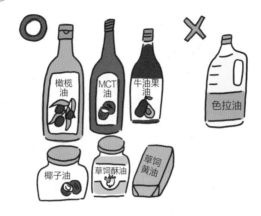

橄榄油　MCT油　牛油果油　色拉油

椰子油　草饲酥油　草饲黄油

　　色拉油是由大豆、葵花籽、红花、棉籽、芝麻等植物精炼而成的。由于色拉油富含易氧化的 ω-6 脂肪酸，长期过量地摄取容易引起体内炎症。平时烹饪要注意控制色拉油的使用量，尽量选择不易氧化的油。

　　建议使用耐热、稳定性好的**椰子油**，不易氧化、富含抗氧化物质的**橄榄油、牛油果油、草饲黄油**（从只吃草的牛的牛乳中提炼）、**草饲酥油**。刚开始改变饮食习惯时，要**避免吃劣质的油**，因此需要**控制在外就餐的次数**。

健康习惯4 » 避免吃深加工食品

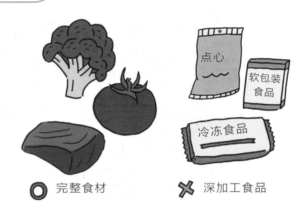

○ 完整食材　✕ 深加工食品

　　为避免摄取劣质的油，必须极力避免吃加工食品。查看一下点心、软包装食品、冷冻食品等的外包装就会发现，这些食品都大量使用了**白砂糖和植物油脂**。此外，深加工食品还含有大量的**食品添加剂**，如防腐剂、色素、人工甜味剂、香精等，每种添加剂的成分**对肠道的黏膜都会造成损伤**。

　　为了避免摄取容易引发体内炎症的油和添加剂，最好要选择未经加工的完整食材（whole food），然后自己烹饪。以没有时间为理由，动不动就在便利店、快餐店凑合吃饭了事，这种饮食习惯要尽快改掉，在每天的饮食上多下点功夫吧！

肠道环境

习惯养成

力量训练

饮食

睡眠

初级实践

中级实践

高级实践

健康习惯5 》 **控糖**

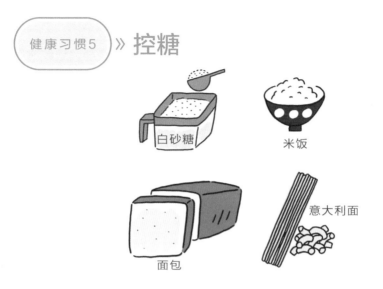

白砂糖

米饭

面包

意大利面

　　糖类是必要的能量源泉，因此要保证最低限度摄取量。

　　如果控制血糖的激素——胰岛素能够正常工作，食物中的糖就会被顺利吸收，特别是会被吸收到肝脏或肌肉的细胞内，血液内则不会留有多余的糖类，也就不会造成血糖值的上升。然而，现代人糖类摄入过多，出现胰岛素功能下降即**胰岛素抵抗**的人特别多。

　　血糖值上升的状态是指血液中**糖分偏高、糖类过剩**的状态。血液中过多的糖分持续流动，会附着在体内蛋白质的氨基酸（主要是赖氨酸、精氨酸）、脂类与DNA上，产生一种名为晚期糖基化终末产物（AGEs）的物质。AGEs附着在细胞表面，就容易引发**慢性炎症**。AGEs附着在血管上，则容易引起**动脉硬化**。附着在皮肤的胶原蛋白上，会导致**皱纹或色斑**的产生。

为防止AGEs增加，在改善饮食的初期要控制糖类的摄入，抑制血糖值上升，这样做有助于抑制慢性炎症，让胰岛素恢复正常功能。

虽然不能长期限制糖类的摄入，但短期限制对改善身体状态非常有效。具体方法请见后文介绍的"骨头汤断食"。

这里所说的糖类，不仅指白砂糖，还包括大米、小麦（面包、意大利面）等富含碳水化合物的谷物。在摄入加工食品内含有的植物油的同时摄取糖类的话，极易产生AGEs，因此要**避免食用"糖油混合物"**。

肠道环境

习惯养成

力量训练

饮食

睡眠

初级实践

中级实践

高级实践

 你可能是胰岛素抵抗

胰岛素抵抗指的是控制血糖值的激素——胰岛素无法正常工作，无法有效利用糖类的状态。放任不管的话，血液中的糖类会过剩，最终可能会导致糖尿病。下面这些症状中，只要出现一个就要注意了，你可能已经处于"胰岛素抵抗"。需要接受专业医师的诊断，并结合后文介绍的"骨头汤断食"等饮食法，有意识地加以改善。

胰岛素抵抗的症状（部分）

- ☑ 饭后特别容易犯困
- ☑ 饭后效率低下
- ☑ 饭后嘴馋想吃点心
- ☑ 低血糖、手脚麻痹
- ☑ 头脑一直处于混乱状态（脑雾）
- ☑ 腹部脂肪明显
- ☑ 皮肤、特别是脖子后发黑
- ☑ 体检被查出脂肪肝

在每天的饮食中有意识地摄入蔬菜和水果吧。积极食用蔬菜和水果的意义在于摄取膳食纤维和植物化学物质（简称"植化素"）。**膳食纤维是肠道内有益菌喜爱的食物，为了保证排便通畅**也是必需的。植化素指的是多酚、类胡萝卜素等能够**发挥抗氧化作用的有效成分**。蔬菜和水果还富含维生素C等各种维生素，它们同时也是钙、镁等矿物质的供给来源。

要有意识地摄入萝卜硫素含量多的**西蓝花**等十字花科蔬菜，以及**大蒜、葱**等，因为萝卜硫素具有抗癌效果，而且这些食物还富含有益菌喜爱的且具有抗氧化效果的益生元。还要积极摄取维生素C、多酚含量丰富的橙子、柠檬、酸橙等**柑橘类水果**及富含可调节肠道环境的膳食纤维——果胶的**苹果**等。植化素存在于各种天然色素之中，因此要按照"吃彩虹色食物的

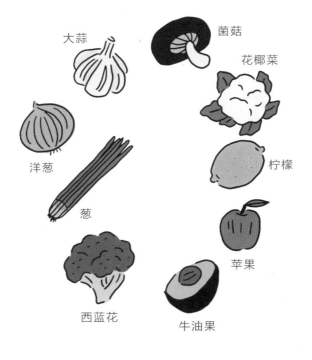

大蒜

菌菇

花椰菜

洋葱

柠檬

葱

苹果

西蓝花

牛油果

原则"，摄取色彩多样的蔬菜和水果。

　　复杂烹饪、精制、漂白等加工程序越多，食物所含的营养物质就越容易流失。请大家不要吃便利店的沙拉或切好的水果，而要自己从冰箱取出食材，削水果、做沙拉。最好每天都能摄取**菌菇**，因为它们富含可提高免疫力的β–葡聚糖和维生素D等。

健康习惯7 >> 不要过量摄入动物蛋白和乳制品

想要**防癌**，在日常饮食中就应注意**少吃乳制品**、**不吃经烤制加工的肉类**，这些都已成为经科学论证过的事实。据研究统计，欧美国家大肠癌发病率高的一个重要原因就在于肉类的消费量大。世界上大肠癌发病相对较少的地区是不吃牛肉的印度。日本原本大肠癌患者很少，但近年来大肠癌的发病率随着肉类的消费量增加而升高，目前在男性的癌症死因中大肠癌已排到第2位，女性中则排第1位。

同样，**牛奶**的消费量与乳腺癌的发病率存在一定的相关性。在蒙古、玻利维亚等牛奶消费量较少的地区，乳腺癌就比较少见；而在乳制品消费量逐年增加的日本，乳腺癌的发病率则在不断攀升。研究表明，摄入动物蛋白后，胰岛素样生长因

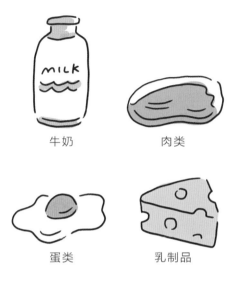

牛奶　　　　　　肉类

蛋类　　　　　乳制品

肠道环境

习惯养成

力量训练

饮食

睡眠

初级实践

中级实践

高级实践

子-1（IGF-1）会增长过剩，最终可能导致乳腺癌。

　　吃乳制品可以强健骨骼的观念已经深入人心，但从流行病学的数据来看，乳制品的摄入量越大，**骨折**的发生率反而会上升，因此，动物蛋白在健康方面的好处说不上突出。当考虑要摄入蛋白质时，大家可能会想到肉类、蛋类和牛奶，但一定要清醒地认识到，这些食品吃多了也会有风险。因此，把动物蛋白、乳制品当成嗜好品食用就可以，**不应该每天都摄入**。

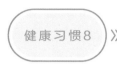

» **实践持续12小时的间歇性断食**

如果你早上起床后立即吃早餐,午餐和晚餐照常吃,两餐之间再吃些点心,晚上就寝之前再喝点酒,吃点下酒菜的话,肠道会是一种什么样的状态呢?

为了不让肠道中的细菌异常增殖,我们的身体有从胃向小肠高速转运内容物并进行**清理的机制**。这种肠道清理的机制被称为**MMC**(migrating motor complex,移行性复合运动)。这种MMC只会**在胃变空时进行,持续时间约为90分钟**。通常消化食物要花3 ~ 4小时,在早餐、午餐、晚餐都吃的情况下,由于胃不会完全变空,白天就不会出现这种活动。可是,对于晚餐吃得太晚、吃夜宵或睡眠时间短且早上起床后立即就餐的人来说,这种MMC的活动会比较少,肠道的清理就不彻底。

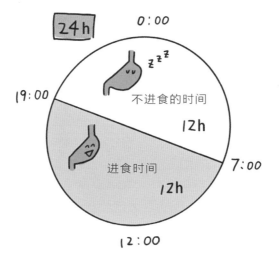

肠道环境

习惯养成

力量训练

饮食

睡眠

初级实践

中级实践

高级实践

　　因此，包括睡眠时间在内，一天中要有意识地留出一段较长的不进食的时间，这对于调节肠道环境来说十分重要。<u>间歇性断食的生活方式就是把一天分为"进食时间"和"不进食时间"</u>。为了调节肠道环境，完全不进食的时间至少需要确保12小时，以便诱导MMC活动。

　　建议先从12小时起步，最终目标是将间歇性断食的断食时间延长到16小时。为此，一开始可以将进食时间定在12小时以内，最终达到只在8小时内进食。

一天中安排进食的思路

那么，一天中的饮食要怎么安排呢？

首先最基本的就是必须在这12小时的进食时间内摄入必要的营养，即碳水化合物（糖类）、蛋白质、脂类、膳食纤维、维生素、矿物质和抗氧化物质等。考虑到进食时间只有12小时，对食物自然会更加珍惜与讲究，结果就能比以往吃得更好。

至于将这12小时设定在哪个时间段，则没有什么特殊的要求。如果想吃早餐，那就把从吃完早餐后到吃完晚餐的时间控制在12小时以内。不过，一般来说，设定为吃午餐与晚餐这两餐不太容易让人产生压力，因此更容易坚持。有的人不吃早餐就没力气，不过有的人只是有吃早餐的习惯而已，不吃也没关系。人的身体具有**黎明时提高血糖值的功能**，因此不吃早餐在生理上是可以承受的。糖类的代谢能力主要取决于肌肉能吸收多少糖原。因此，在真正养成力量训练的习惯之前，我建议**午餐与晚餐的米饭（糖类）只吃一碗**就足够了（具体食谱见第91页）。**要避免吃小麦制成的食品**，多吃蔬菜，特别是一定要吃用**橄榄油**或**椰子油**调味的**沙拉**。摄入过多蛋白质，特别是动物蛋白会刺激胰岛素的分泌，这样就失去了控糖的意义。因此，**动物蛋白不必每天都摄入**。

吃饭的时候，建议将米饭（主食）放到最后吃，这样每一餐的满意度都会高涨，血糖值的上升也会比较缓慢。有人可能会感觉消化能力下降，如餐后胃胀不消化等，对此我建议适当食用一些含消化酶的保健品[①]。

不一定每一餐都要色彩丰富、营养均衡，关键是要做到**以1周为单位多吃蔬菜和水果**（见第82页）。肚子饿、想吃零食的时候**可选择水果或坚果**等。担心水果含糖量高，可以选择果糖少的（不怎么甜的），但吃水果还是比吃糕点摄入的糖要少，吃的时候大可不必太在意。请尽量购买完整的新鲜水果和

---

① 含有帮助消化碳水化合物的淀粉酶、帮助消化脂肪的脂肪酶、帮助消化蛋白质的胃蛋白酶的营养补充剂。

不放任何调料的烤坚果（不添加盐、油）。

　　把饮食这件事想得太难、太复杂会不知所措、无从下手。刚开始不求达到100%，但要**坚持做到80%左右**。偶尔吃一次"垃圾食品"也没什么大碍，可以放心大胆地吃一次自己爱吃的东西。

专栏 # 一日三餐的吃法举例
（间歇性断食12小时）

抗衰老饮食顾问
（营养师、烹调师、
美容营养学专家）
斋藤真由美 老师

推荐三菜一汤的搭配

　　进食时间从7点吃早餐开始计算的话，到19点前就要吃完晚餐。可安排3个菜（大盘沙拉+肉蛋类+副菜）+配菜丰富的味噌汤+米饭的组合，这样膳食纤维、富含抗氧化物质的蔬菜、蛋白质、发酵食品就都有了。另外，建议尽量做到烹饪方法（加热或不加热）、食材不重样，味噌汤里多放配菜，还可以加点用醋调味的菜。沙拉和味噌汤里可加入足量的菌菇和海藻。

早餐 | 7:00开始

**多放蔬菜的味噌汤与
发酵食品是重点。**

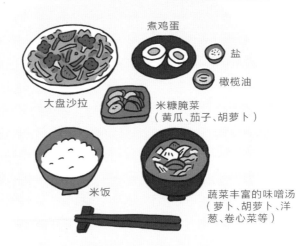

煮鸡蛋

盐

橄榄油

大盘沙拉

米糠腌菜
（黄瓜、茄子、胡萝卜）

米饭

蔬菜丰富的味噌汤
（萝卜、胡萝卜、洋葱、卷心菜等）

肠道环境

习惯养成

力量训练

饮食

睡眠

初级实践

中级实践

高级实践

91

午餐 | 12:00左右

白煮鸡肉与淋了发酵调料的豆腐，简单、味道好。

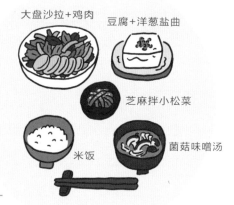

大盘沙拉+鸡肉

豆腐+洋葱盐曲

芝麻拌小松菜

米饭

菌菇味噌汤

点心 | 15:00左右

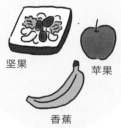

坚果

苹果

香蕉

食用坚果与水果来摄入脂类、膳食纤维、寡糖。

晚餐 | 19:00结束

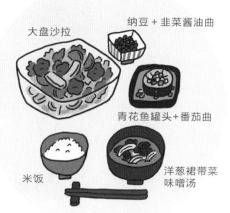

纳豆+韭菜酱油曲

大盘沙拉

青花鱼罐头+番茄曲

青花鱼罐头和加了发酵调料的纳豆，真是令人心满意足的小菜！

米饭

洋葱裙带菜味噌汤

肠道环境

习惯养成

力量训练

饮食

睡眠

初级实践

中级实践

高级实践

 专栏 # 多彩沙拉与发酵调料

抗衰老饮食顾问
（营养师、烹调师、
美容营养学专家）
斋藤真由美 老师

要 点

看着好看，营养自然就均衡

蔬菜基本上是蒸、煮或生吃，搭配深绿色（牛油果、绿叶菜、西蓝花）、红色（番茄、甜菜根）、黄色（黄柿子椒、胡萝卜、南瓜）等色彩多样的蔬菜，不仅营养均衡，看着也会胃口大开。再加上鸡肉、鸡蛋等蛋白质，愉悦感与饱腹感双重满足！

多彩沙拉举例

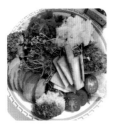

绿色（西蓝花、牛油果、豆苗）、红色（番茄）、紫色（发酵卷心菜）、白色（牛蒡、卷心菜）。加橄榄油和岩盐调味。

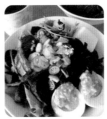

绿色（京水菜、秋葵）、紫色（水前寺紫菜、发酵卷心菜）、煮鸡蛋配番茄曲。

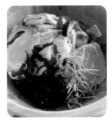

绿色（苦瓜、豆苗）、红色（红柿子椒）、黄色（胡萝卜）、紫色（发酵卷心菜）、盐曲火腿、鸡蛋，营养特别均衡。撒上洋葱盐曲调味。

93

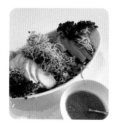 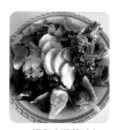 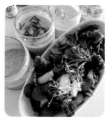

绿色（西蓝花、
牛油果、豆苗）、红
色（番茄）。用姜黄
粉调味。

绿色（嫩菜叶）、
紫色（发酵卷心菜、
紫生菜）、红色（红
柿子椒、无花果）、
白色（发酵卷心菜）、
盐曲火腿。

绿色（西蓝花、
嫩菜叶、豆苗、黄瓜）、
红色（番茄）。用胡
萝卜洋葱调料汁调味。

要 点

取材自然、调味简单，
使用发酵调料十分方便

蛋白质类的食材可选鸡蛋、豆腐、鸡肉、青花鱼或沙丁
鱼罐头、纳豆等，然后加上橄榄油、盐、黑胡椒粉、醋等简单
调味料。市售的料汁、色拉调料、番茄酱往往含糖和大量添加
剂，要避免使用。推荐自制酱油曲、盐曲、番茄曲、洋葱盐曲
等发酵调料，简单搅拌就能让饭菜变得美味，省时又省力。

发酵调料与发酵蔬菜举例

韭菜酱油曲
适合搭配蛋浇饭、炒饭、煎饺

切碎的韭菜和同等分量的米曲，加入没过食材的酱油。充分搅拌混合后放在室内发酵。1 天搅拌 1 次，直至米曲变软。

德国酸菜（发酵卷心菜）
与蛋白质一起摄入能促进消化

卷心菜 500 g、盐 2 小匙。可根据喜好加入香叶、孜然、莳萝等香料。充分搅拌后放在室内发酵。

跳水泡菜
建议疲劳时食用

自己喜爱的蔬菜（特别推荐洋葱）、白醋 4 大匙、盐曲 4 大匙。可根据喜好加入蜂蜜等。放置一晚后蔬菜中的水分析出，味道温和可口。

盐曲
传统但百搭

米曲 200 g、盐 60 g、水 200~250 mL。充分搅拌后放在室内发酵。1 天搅拌 1 次。

酱油曲
比盐曲美味十倍

同等分量的米曲与酱油（没过米曲）。充分搅拌后放在室内发酵。1 天搅拌 1 次。

番茄曲
让你爱上谷氨酸的美味

番茄 240 g、米曲 180 g、盐 30 g。充分搅拌后放在室内发酵。

洋葱盐曲
万能调料

洋葱 400 g、米曲 150 g、盐 40 g。将盐与米曲充分混合，再加入切碎的洋葱充分搅拌，常温放置 1 周。1 天搅拌 1 次。做好后放入冰箱。日餐、西餐、中餐均可使用。

肠道环境

习惯养成

力量训练

饮食

睡眠

初级实践

中级实践

高级实践

健康习惯9 » 开始每天30秒的运动

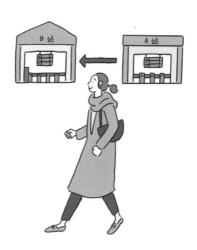

　　原本没有运动习惯的人，即使想做运动也难以开始。这是因为，说起运动他们觉得就是跑步、去健身房等需要特意去做的事情。为了健康，**必要的运动要在日常生活中做**。如果总是坐着，那就有意识地起立做做屈伸，不坐电梯而改走楼梯，比平时多走一点路……仅仅是这样，对于不做任何运动的人来说就是充分的运动。

　　在此基础上，最初阶段争取先完成下一页介绍的30秒简单运动。这个运动可以早上做，如果能**每天坚持做30秒**，就能养成运动的习惯。

01 从椅子上起立的动作

难 度 ｜★☆☆

练这里 》 大腿前部（股四头肌）、
大腿后部（腘绳肌）、
臀部（臀大肌）

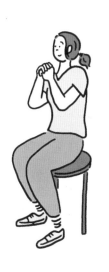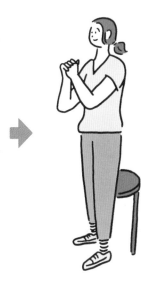

1

先坐在椅子上，双手合握放于眼前，再慢慢站起来。上半身微微前倾，肩部放松，不要用力。眼睛看前斜下方（下颌不要抬起）。可以的话试试单腿起立。

2

站立时两腿分开，使其间距略大于肩宽，脚尖朝外。重心不要放在脚尖或脚跟，要放在脚掌乃至整只脚上。腰背挺直，不要后仰。

肠道环境

习惯养成

力量训练

饮食

睡眠

初级实践

中级实践

高级实践

02 举毛巾或弹力带

难 度 ★☆☆

练这里 》后背（背阔肌、菱形肌）

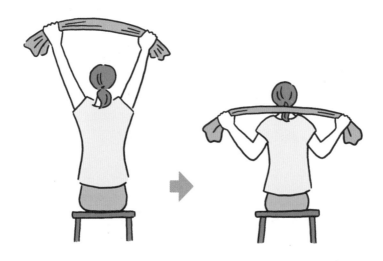

1

　　双手抓住毛巾或弹力带，间距宽于肩宽，双手向上举。骨盆保持直立，后背不与椅背接触。眼睛望向斜上方。挺胸、收腹。

2

　　将毛巾或弹力带下拉至后脑勺附近（不要拉到头部以下）。将两块肩胛骨内收，就像要挤掉中间的空隙一样。肘部要位于身体后侧。做动作时不要屏住呼吸。

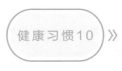

肠道环境

习惯养成

力量训练

饮食

睡眠

初级实践

中级实践

高级实践

健康习惯10 》 **每天睡7小时以上，**
睡前做10次深呼吸

你有没有为了确保每天的睡眠时间而安排、控制好生活中的各种节奏呢？睡眠的功能并不只是消除疲劳。人处于睡眠状态时，身体的各种系统仍在运行。睡眠还具有向免疫系统分配能量、**强化免疫力**的作用。睡眠不足会导致人体感染病毒、细菌的风险上升。另外，长期睡眠不足还会提高人体患心血管疾病、肥胖症、糖尿病、抑郁症等疾病的风险。保证一定的睡眠时间很重要，睡眠质量也很重要。为获得深度睡眠，睡前要注意不要让手机、电脑、游戏机等电子产品发出的蓝光照射眼睛。此外，利用薰衣草精油等芳香疗法也有助于提高睡眠质量。

睡前要做有调节自主神经作用的深呼吸。自主神经分为交感神经与副交感神经。这两种神经的关系就像是跷跷板，其

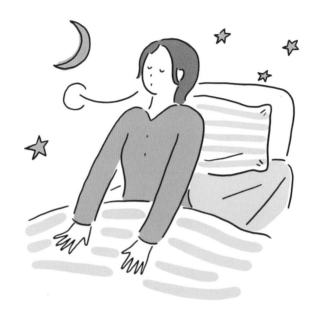

中一种占优势时，另一种的活动就会受到抑制。现代人大都压力大，总是处于精神紧张的状态。这种情况下，兴奋的自主神经——**交感神经**就会处于优势地位，起主导作用。**副交感神经**则是放松时发挥作用的神经，会对人体的消化功能与睡眠状态产生较大的影响。入睡前不激活副交感神经的话，人就无法进入深度睡眠。希望大家在入睡前不要让会延长白天兴奋、压力状态的交感神经处于优势地位，而要**有意识地创造副交感神经**

占优势的状态。有意识地让副交感神经活跃起来的有效办法是深呼吸，**缓缓地长呼气能让副交感神经变得特别活跃**。

　　睡觉之前要避免让交感神经兴奋的举动、有压力的工作或激烈的运动等，这其中的道理相信大家都已经明白。我们只要改变自己的生活方式，让白天的兴奋状态在睡前缓慢放松下来即可。

肠道环境

习惯养成

力量训练

饮食

睡眠

初级实践

中级实践

高级实践

想让更年期凸起的
肚子瘦下来

➡ 2 个月减重3.5 kg，微微隆起的肚子没了

挑战前

　　年轻时体形苗条，从20岁开始体重一直没有什么变化，但进入更年期后肚子明显变大，凸起来了。本以为是上年纪了的原因，一度自暴自弃，在医院被诊断为疑似脂质代谢异常后深感不能这么下去了，上了年纪也要保持健康，于是决心认真对待，采用了石黑老师的方法。

第 1 天

▶ 一大早喝1杯柠檬水

　　鲜榨柠檬半颗，加入300 mL纯净水、适量苹果醋、岩盐等喝下后，顿时感觉神清气爽。

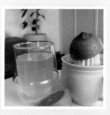

排出体内的毒素，提高免疫力。

▶ 摄入优质脂肪

　　原先因担心脂质代谢异常而一度控油，后来才知道大脑也需要脂类，应该改吃好油，于是我停用色拉油，改用椰子油（炒菜用）、橄榄油（拌沙拉用）、MCT油（拌沙拉、冲咖啡用）、草饲酥油（冲咖啡用），开始积极摄入脂类。

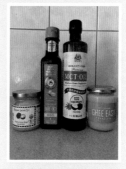

厨房常备的 4 瓶油。

编辑S（56岁）
166 cm
48 kg ➡ 44.5 kg

第 7 天

▶ 感觉眼前一亮

改用好油的效果立竿见影，头不再昏昏沉沉，脑子转得更快了，不禁感到吃惊！口中更容易生津，味觉更敏感，沙拉中仅加入橄榄油与盐就能吃得津津有味。

第 8 天

▶ 在12小时以内用餐（间歇性断食12小时）

以前早上吃面包，现在只吃水果、喝加了澄清黄油的咖啡。主食只在午餐和晚餐时吃，每餐各吃1碗糙米饭代替以往的白米饭。主菜以蔬菜为主，蛋白质类有意识地摄入鱼或植物性蛋白（豆腐、纳豆等）、菌菇、海藻，而非畜禽肉类。早餐在9:00左右、午餐在12:00～14:00之间、晚餐在21:00前吃完，注意将一天的就餐时间控制在12小时以内。

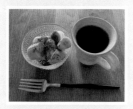

早餐：水果、加了澄清黄油的咖啡。

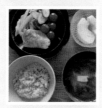

午餐：糙米饭、味噌汤、蔬菜沙拉与煎鸡蛋。

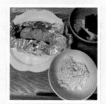

晚餐：糙米饭、烤三文鱼、青菜拌纳豆。

▶ 每天喝2 L水，零食吃水果或喝香草茶

不再吃小麦粉、白砂糖做的点心，改吃水果。即使已习惯在咖啡厅买蛋糕，也要忍着。15:00以后喝不含咖啡因的香草茶。

第 15 天

▶ **体重减少1 kg**

　　能每天排便了，肚子软了下去。午餐后也不觉得困了。每天在12小时内完成就餐后，晚上已能熟睡。即使工作做到很晚，凌晨1:00才睡，也要睡够7小时。

第 30 天

▶ **体重减少2 kg**

　　腹部出现肌肉。在外面喝了好久没喝的最喜欢的汤，结果觉得味道比以前更浓，喝完肚子也不舒服。切实感受到味觉与身体的要求都变了。

第 45 天

▶ **体重减少3.5 kg**

　　一直在穿的裤子变宽松了，对此我感到十分惊讶。不过，小腹还是微微凸起。注意到腿和臀部肌肉有所减少，有些担心。

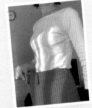

一直在穿的裤子变宽松了。

▶ **力量训练从每天只做30秒开始**

　　曾经很讨厌力量训练，但决心开始坚持。为了不给自己留借口，早上起床后立即训练，包括练臀部肌肉的深蹲10次、练小腹部的仰卧抬腿10次、练肩胛骨周围的毛巾绕肩10次。有时也做平板支撑。练过与否都做记录。

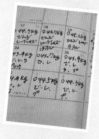

为降低难度，笔记一直保持打开的状态。

第 60 天

▶ **笔记发挥作用，力量训练成为习惯**

　　养成了起床后立即做力量训练→测体重→记录→刷牙的习惯。体重不再下降，臀部与腿的肌肉更紧实了。肚子也变平坦了，特别开心！

先不要考虑好处或结果，
专心去做

肠道环境

习惯养成

力量训练

饮食

睡眠

初级实践

中级实践

高级实践

听说吃了这个对身体好；这种新出的保健品听说效果不错，要不试一试吧；春天到了，为了开始做运动买双新运动鞋吧……这些可能都对健康有好处。

但是，与做什么、吃什么相比，还有更重要的事，那就是能不能<u>一直坚持下去</u>。人的身体如果每次都随着环境的变化而变化，是无法生存的。无论遇到什么样的严酷状况，都要努力维持身体的恒常性。这是人体特有的一种机制。如果只是1周不吃点心、坚持跑步1周，那么身体不会发生太大的变化。在做不同于以往的事情时，<u>大脑和身体会逐渐加强感到异常的信号</u>，并对继续坚持做这件事造成干扰。能够长期坚持做某件特定的事，特别是能够无意识地做这件事时，才算<u>养成了习惯</u>。

如果养成了习惯，对于身体而言做这件事才更自然，才能够毫无压力地坚持下去。习惯的定义是"由特定起因而引起的自发的、无意识的反应，这些反应是通过重复做某件事而后天形成的"。有很多人误以为习惯是与生俱来的。比如早上起床后必定先刷牙洗脸，晚上睡觉前要先刷牙洗脸，而这些行为不过是小时候反复进行结果形成了习惯，并不是生下来就有的习惯。成人后，如果想养成某个习惯，必须遵循养成习惯的正确步骤，否则就难以养成。

养成习惯的关键，就是像定义中的那样"**反复做由特定起因而引起的事**"。如果只依赖其好处或自身的动力，**大脑**会逐渐**极力拒绝**继续做这件事。一上来就要每天做以往没形成习惯的深蹲100个，快的人只要1天，大多数人坚持到第2或第3周就坚持不下去了。首先要重视养成做运动的习惯，而不是运动的成果，例如可以先把做深蹲的次数定为**容易坚持下去**的三五次。然后每天早上都要坚持，如定为刷牙前做，每天刷牙前都要有意识地想着"要做运动喽"，然后做5次深蹲。

这样一来，无论多么着急都很难再找借口不做，于是就能坚持下来。如果想今天多做几次，可以做50次或100次，但第2天必须恢复到5次。想要和前一天一样或者比前一天多做几个，这种想法也会干扰我们的坚持。因此，在养成习惯前一定不要给自己加量，要通过反复做、反复做，"哄骗大脑"让其相信这件事是原本一直就在做的。

伦敦大学的一项研究显示，人要养成一个习惯平均需要66天的时间。当然，做困难的事、将从未做过的运动变成运动习惯就需要更长的时间，要按最短3个月来估计。

一旦决定要养成习惯的事情，就要做好以下3点：

1. 让这件事简单到找不到不做的借口。

2. 在自己无意识会做的事情前后，有意识地做这件要养成习惯的事。

3. 在养成习惯前不要加量。

同时，不要考虑养成习惯后的结果，比如瘦下来、增加肌肉、消除便秘等，要集中精力于养成这个习惯本身。

肠道环境

习惯养成

力量训练

饮食

睡眠

初级实践

中级实践

高级实践

中级实践篇

2天骨头汤断食与 2分钟力量训练

骨头汤断食是一种可以帮助你摆脱糖类依赖的饮食法，是利用鸡骨等骨头做的汤，在一定时间内断食的同时又限制糖类的摄入。先尝试2天，确认一下自己对糖类的依赖程度吧。

通过骨头汤断食戒掉"糖瘾"

　　现代人通常摄入了过量的糖类。加入了大量白砂糖的点心、果汁、罐装咖啡等就不用说了，面包、意大利面等小麦制品，快餐和加工食品中都含有**大量的糖类**。如果不怎么吃膳食纤维含量多的蔬菜和水果，总吃精加工的白色谷物（大米、小麦）、白砂糖等，血糖值会急剧上升。针对**血糖值的急剧升高**，身体会持续分泌一种名叫"胰岛素"的激素。

　　胰岛素是胰腺分泌的激素，主要负责将血液中的糖类运送到细胞中。激素都有一个共同的特质，那就是如果持续分泌过剩的话，其功能就会有所下降。胰岛素一旦分泌过剩，就难以发挥其正常的作用，即血糖值将很难下降。这种状态叫**胰岛素抵抗**。出现胰岛素抵抗，就无法向细胞内运送足够的糖类。无法进入细胞内的糖类会被转化为**脂肪**储存起来。虽然脂肪积累了很多，但糖类仍无法进入细胞内，因此胰岛素抵抗其实是一种**慢性能量不足**的状态。

出现胰岛素抵抗，人体能消耗掉的糖类就会变得很有限。这对细胞来说并不是什么好事，为了增加能够使用的能量，首先必须改善胰岛素抵抗。为改善胰岛素抵抗，需要采用的方法是**控糖**，即限制糖类的摄入量。只要将饮食调整成**短期内限制糖类摄入量**的模式，就有助于改善胰岛素抵抗，体脂也会随之减少。

然而，**糖类是依赖性非常高的成瘾性物质**。有过控糖经历的人都知道，刚开始限制时会涌出强烈的想吃米饭、面包及甜的东西等的欲望。还有的人会出现戒断反应，"糖瘾"越重的人这种欲望就越强烈，甚至还会出现手脚麻痹等状况。为此，我推荐大家试试**骨头汤**（用鸡、牛、鱼的骨头炖的汤）**断食**。

断食原本是宗教中的一种修行。现代人重新认识了这种断食的效果，大量科学实验也证实了这是一种能够改善胰岛素抵抗的有效方法。宗教里的修行要断食好几天，其间只喝水，而我们没有必要将身体置于如此严酷的状态之下。归根到底，只是抑制身体渴望糖类的戒断反应，在一定时间内摆脱对糖类的依赖而已。

肠道环境

习惯养成

力量训练

饮食

睡眠

初级实践

中级实践

高级实践

我所推荐的骨头汤断食能够**在充分摄入蛋白质、矿物质等的同时限制糖类的摄入**。由于身体不适应没有糖类的状态，戒糖初期会十分艰难，如果摄入糖类以外的能量，就能相对容易地熬过这段时期。从经验来看，如果坚持5天不摄入糖类，胰岛素抵抗就能得以改善，戒断反应也会缓和并稳定下来。

首先，建议大家先**试着坚持2天，也就是48小时**。

至于一开始能做到什么程度，是存在较大个体差异的。对糖类依赖性高的人连24小时都坚持不下来。还有人能熬过第1天，到了第2天身体就完全动弹不得。身体对极端的糖类不足会无法适应，因此不要突然进入骨头汤断食，要先做好准备，如从3天前开始不吃点心等零食，有意识地增加水的摄入量等。

不过，有以下情况的读者千万不可尝试骨头汤断食。

·患有糖尿病的人，特别是医生已开糖尿病处方药的人、正在接受胰岛素治疗的人，没有主治医师的许可不要擅自进行骨头汤断食。因为药物的服用量是根据平时摄入的热量确定的，所以会有低血糖的风险。

·儿童、怀孕中或备孕的人、低体重的人、有摄食障碍既往史的人也不宜进行断食。因为有的人患有几乎不出现症状的肾上腺功能不全。

　·挑战断食后身体不适未得到改善，请尽快前往医疗机构就诊。

肠道环境

习惯养成

力量训练

饮食

睡眠

初级实践

中级实践

高级实践

2天骨头汤断食的具体安排

骨头汤的做法简单，可以自己炖煮牛、鸡或鱼的骨头而成。也有成品的骨头汤，但大多索然无味，不如自己来做。由于骨头汤是用大骨头与软骨、肌腱等结缔组织一起炖煮的，因此富含胶原蛋白、明胶、甘氨酸、谷氨酰胺等。

首先，从无污染、脂肪质量好的角度出发，要准备好未使用抗生素、自然状态下生长的牛、鸡、鱼的骨头，如在牧草地上长大的牛、放养的鸡、野生鱼的骨头等。在日本，考虑到价格因素，**鸡骨头汤**是最现实的选择。仅用鸡架的话，胶原蛋白比较少，因此可以加入含有鸡皮和软骨的鸡翅一起炖煮约24小时。为此，如果能提前准备好能在火上炖24小时的慢炖锅会比较方便。

开始断食后，要记得每日摄入2 L水与适量岩盐，注意防止脱水。

第 1 天

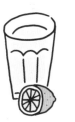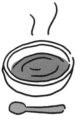

早上先喝300 mL水+适量柠檬榨的汁+苹果醋2大匙，加入岩盐少许。

之后，可以无限制地喝骨头汤。整体要摄入2 L水与适量岩盐。

第 2 天

早

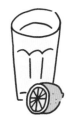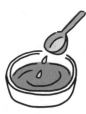

早上先喝300 mL水+适量柠檬榨的汁+苹果醋2大匙，加入岩盐少许。

在骨头汤中加入MCT油半小匙、椰子油1大匙。

果蔬汁（牛油果、番茄、黄瓜、菠菜等）和骨头汤。

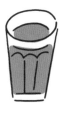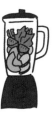

以叶菜为主的沙拉，再加上2~3个煮鸡蛋。

避免使用市售的沙拉调料，仅使用橄榄油与岩盐调味。

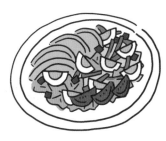

肠道环境

习惯养成

力量训练

饮食

睡眠

初级实践

中级实践

高级实践

专栏 骨头汤的做法

抗衰老饮食顾问
（营养师、烹调师、
美容营养学专家）
斋藤真由美 老师

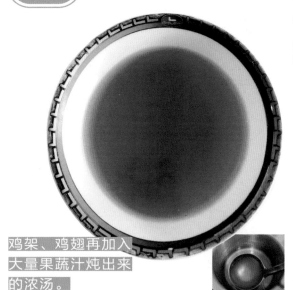

鸡架、鸡翅再加入大量果蔬汁炖出来的浓汤。

材料（1天至1天半的分量）

鸡架 ………… 1 kg（2只鸡）

鸡翅 ……………………… 400 g

苹果醋 …………………… 1大匙

料酒 …………………… 100 mL

水 ………………………… 2 L

洋葱 …………… 1/2颗（大）

胡萝卜 …………………… 1根

大蒜 …………………… 3瓣

生姜 ………… 3 cm见方的片

喜马拉雅岩盐 ………… 1小匙

黑胡椒粒 ………………… 5粒

香叶 ……………………… 1片

欧芹 …………………… 适量

梅干 ……………………… 1个

喜欢的香料 …………… 各种

（迷迭香、鼠尾草、百里香等）

有慢炖锅就可以煮
上后不用管，特别
方便。

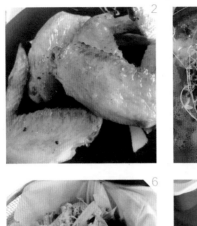
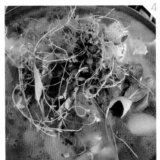
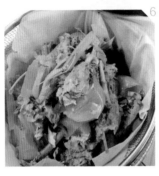
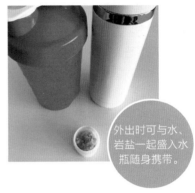

外出时可与水、岩盐一起盛入水瓶随身携带。

肠道环境

习惯养成

力量训练

饮食

睡眠

初级实践

中级实践

高级实践

做 法

1 为了给鸡架去腥，可事先洗掉带血的部分，再用热水冲洗表面。

2 鸡翅可放入烤箱或空气炸锅中烤至上色。

3 锅中放水，加入洗好的鸡架、烤好的鸡翅、苹果醋后炖30分钟（有助于骨头汤的有效成分析出）。

4 将剩余食材放入锅中并煮沸。

5 撇去浮沫后转移至慢炖锅中，用小火炖12～18小时。

6 滤出汤，撇掉表面的油脂即可完成。冷藏可保存1周，冷冻可保存3个月。

中级篇 **我有糖类依赖吗**

➡️ 第2次成功挑战了2天骨头汤断食。逐渐延长断食时间中……

以前曾按照自己的风格进行尝试，但1天就宣告失败

我在开始改善生活习惯后的第30天尝试按照自己的风格进行骨头汤断食，但失败了。我按照从网上搜索来的菜谱做了鸡翅骨头汤，早餐、午餐都喝了，结果到了傍晚就因头痛而放弃了。我切实感受到，自己对糖类的依赖远超想象。

第2次我参加了断食群

开始改善生活习惯的第60天。关于骨头汤断食，我对喝法、分量等不了解的地方太多，所以参加了抗衰饮食顾问斋藤真由美老师的课，她将石黑老师的方法做成了菜谱。我在社交平台上与网友交流经验的同时开始实践断食。

开始前

▶ 备齐骨头汤食材

我请人从秋川牧园（位于日本山口县）带来了不含抗生素的鸡架、鸡翅，按照斋藤老师的食谱（见第116页）炖了骨头汤。先用锅炖煮食材，撇去了浮沫，然后转移到慢炖锅炖煮18小时，炖好后尝了尝，汤又浓又好喝！这样真能坚持下去！

编辑S（56岁）
166 cm
48 kg ➡ 44.5 kg

肠道环境

习惯养成

力量训练

饮食

睡眠

初级实践

中级实践

高级实践

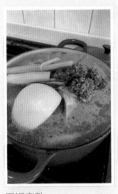

用锅煮熟。

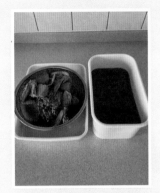

过滤后浓浓的骨头汤就做好了。

第 1 天

▶ 骨头汤想喝多少就喝多少

一大早，先喝加了柠檬汁、苹果醋和岩盐的水300 mL。之后，一天分几次喝了1.5 L骨头汤。按照老师水分不足会脱水的提醒，我努力喝了2.2 L水，有时还加了岩盐与苹果醋。这天在家伏案工作，因此我把水、岩盐放在桌上随时喝。身体状况没有问题。因为曾得过便秘，我还准备了含镁的保健品，不过排便非常顺利。频繁上厕所。回想起来，上次参考的食谱里没有盐，其间也没有喝水，因此可能盐分和水分都不足。

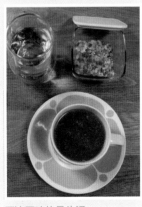

原汁原味的骨头汤。

第 2 天早餐、午餐

▶ 骨头汤

一大早喝了加柠檬汁、苹果醋和岩盐的水300 mL。之后开始喝早上的骨头汤，其中加了MCT油与椰子油各1大匙。因为对骨头汤的味道有些腻，所以加入姜黄、生姜改变了原来的味道，喝了1 L骨头汤和2 L水。

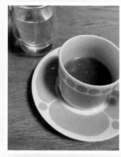

加入姜黄改变了味道。

第 2 天晚餐

▶ 以叶菜为主的沙拉、煮鸡蛋2个

用橄榄油和盐调味，光这样就感到特别可口，十分满足。一天没吃这种固态的东西了，下巴还有点累，让我有些吃惊。这天也是在家伏案工作。大便同样通畅。多次去厕所。

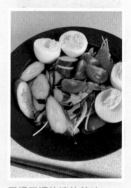

已经习惯的淳朴美味。

变得神清气爽

没有空腹感，身体状态达到了最佳。我发现，骨头汤断食的要点不仅在于汤的食谱，还在于怎么喝。我还参考了很多群友的分享，觉得与其一个人埋头单干，不如在社交平台上与人共享经验，和别人一起努力，更有可能达成目标。此外，如果发现身体状况不佳，就不要勉强，要立即中止。有什么情况要向老师咨询，这样进行断食更放心。再过一段时间，我要挑战断食4天。

养成每天2分钟的运动习惯

1. 全身运动

在初级阶段，我们按每天30秒的运动量开始运动，如果感觉可以再加点量了，那就开始尝试每天2分钟的运动吧。做3组30秒的运动，中间各休息15秒，加起来就是2分钟。**30秒的运动不能是同一种，要尽量加入不同种类的运动**。加入俯卧撑、深蹲、开合跳、高抬腿、空气跳绳等，同时也要加入**锻炼特定部位的力量训练**。尤其希望大家能有意识地锻炼这3个部位：肩胛骨周围、肚脐下方的腹肌、臀部（屁股）。

2. 锻炼肩胛骨周围的运动

背部左右两块肩胛骨之间存在一种特殊脂肪——**褐色脂肪**。褐色脂肪不是存储能量的脂肪组织，而是燃烧脂肪的脂肪组织。一直活动、刺激这个部位，会有提高体温、**加快代**

肠道环境

习惯养成

力量训练

饮食

睡眠

初级实践

中级实践

高级实践

谢的效果。可通过俯卧撑或使用毛巾、弹力带的运动给予该部位刺激。

3. 锻炼腹肌（肚脐下方）的运动

锻炼腹肌时，我尤其希望大家能有意识地锻炼肚脐下方的腹肌。这个部位的肌肉如果萎缩，下腹部会无力地凸出来，导致呈现**幼儿体型、"将军肚"**。由于难以施加腹压，还会**引起腰痛、便秘**。这个部位又叫**"丹田"**。常规的腹肌运动只会对上腹部施加力量，无法锻炼到丹田部位的肌肉。要锻炼到这里，就需要以平躺的姿势做抬腿、放下的运动——**仰卧抬腿**，或使用腹肌轮逐步锻炼腹肌。大多数人在日常生活中都不会做这类运动，因此最开始不要勉强，慢慢地一点一点施加刺激即可。另外，建议大家做另一个运动，那就是**平板支撑**。平板支撑是用小臂与足尖支撑身体，使身体呈一条直线的运动。这个运动难度相当大，最初可以从坚持30秒左右开始，然后逐渐延长时间。如果腹肌不用力，腰部会下沉导致腰痛。一开始可以采用双手与脚尖支撑的方法，肌肉乏力的人可以从膝盖支撑的姿势开始。等熟练之后，还可以试着挑战锻炼腹肌斜侧（腹外斜肌）的**侧平板支撑**。

肠道环境

习惯养成

力量训练

饮食

睡眠

初级实践

中级实践

高级实践

4. 锻炼臀部的运动

臀部肌肉是支撑身体的重要肌肉。臀部肌肉如果变弱，单腿会难以站立，就不能站着穿裤子、脱袜子了。想要锻炼臀部肌肉，推荐大家试试一种非常简单的运动，**坐在椅子上然后站起来**（见第97页），然后重新慢慢坐下，再一次站起来，并不断重复这一套动作。用两条腿站起来毫不费劲的人可以试试只用单腿站起。这个运动除了早上的运动时间以外，还特别适宜在伏案工作的间歇做。另外，我还推荐姿势相同但不用椅子的**深蹲**。如果睡前躺下后还有时间，还可以加入**蛙式开合**等运动，集中刺激臀部。

我在本节中介绍的都是最基础的锻炼方法，还有很多其他方法都可以锻炼到这3个部位。大家可自行上网搜索视频，或咨询专业教练，将各种运动加入力量训练中。需要注意的是，如果总是做同一项运动，身体会习惯这种刺激，训练效果也会有所弱化。

03 蚌式开合

难 度 ★☆☆

练这里 》 臀部
（臀大肌、髋外旋六肌）

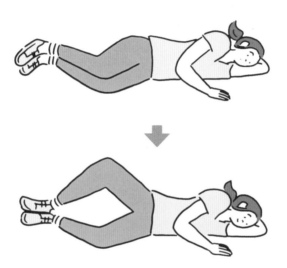

1

　　侧卧。双脚脚尖呈闭合状态，膝盖与髋关节弯曲。

2

　　张开上方的腿。做动作时脚尖仍闭合。腹部用力，保持上半身不动，腿尽量张开。腰部不要后仰，背部不要弓起来。

空气跳绳

难度 ★☆☆

 小腿肚、
大腿整体

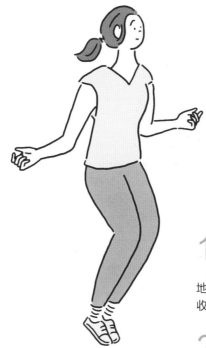

1

　　选择地面不要太硬的地方，正面站立，下颌略收，肩部放松。

2

　　像真的在跳绳一样，挥动手臂，用脚尖有节奏地跳动。不要跳得太高，尽量缩短着地时间。膝部略弯曲，注意不要给关节造成负担。

肠道环境

习惯养成

力量训练

饮食

睡眠

初级实践

中级实践

高级实践

05 **仰卧抬腿**

难 度 ★★☆

练这里 》 下腹部（腹直肌）、
髋关节（髂腰肌）

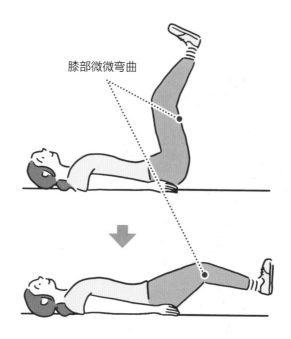

膝部微微弯曲

1

仰卧。不要过度挺胸（腰不要下沉，腰部与背部之间的空隙可垫上毛巾，手掌垫在臀部下方则更好），一边呼气，同时将双腿从髋关节向脸的方向抬起。膝部可略弯曲（这样不会造成关节疼痛）。

2

一边吸气一边将腿缓缓放下。放下后轻触地面。如果出现腰痛就停止。

06 平板支撑

难 度 ★★☆

 练这里 》 腹肌整体（腹直肌）、
背部（背阔肌）

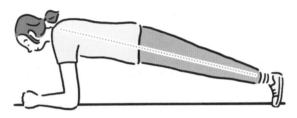

　　眼睛向下看，肘部放在肩部正下方，脚尖着地。让肩、髋关节、外脚踝处在一条直线上。重心放在脚尖上。注意呼吸不要停，腰部不要弓起。

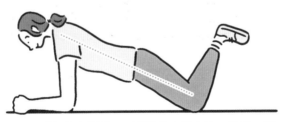

　　肘部疼痛的话，可用膝盖支撑身体。让肩、髋关节、膝盖处在一条直线上，重心放在膝盖上。

肠道环境

习惯养成

力量训练

饮食

睡眠

初级实践

中级实践

高级实践

07 **腿内收**

难　度 | ★ ★ ☆

练这里 》 大腿内侧（内旋肌群）

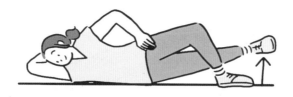

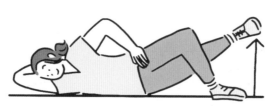

1
　　侧卧。将下方的腿抬起向
上伸展。另一条腿呈弯曲支撑
状态。

2
　　下方的腿上下摆动。往下
放时腿不要碰触地面。腹部用
力。腰部不要后仰，腿不要抬
太高。注意背部不要弓起。

08 深蹲

难　度 ★★☆

练这里 ≫ 大腿前侧（股四头肌）、大腿后侧（腘绳肌）、臀部（臀大肌）

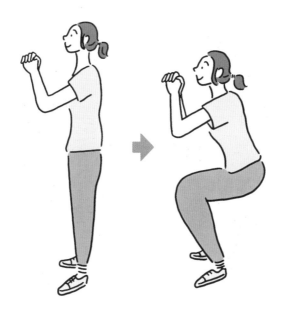

1

　　双脚分开，间距略大于肩宽，脚尖向外站立。双手向前，十指轻扣，肩部放松。视线朝向斜下方（下颌不要抬起）。重心放在脚后跟或整只脚上。

2

　　使髋关节落到膝盖的高度（像坐在椅子上一样）。腹部用力，腰不要后仰。蹲不下或容易失去平衡时可以将双脚间距放宽。

肠道环境

习惯养成

力量训练

饮食

睡眠

初级实践

中级实践

高级实践

129

09 高抬腿

难度 ★★☆

练这里 》 髋关节（髂腰肌）、
大腿前侧（股四头肌）、
大腿后侧（腘绳肌）、
臀部（臀大肌）

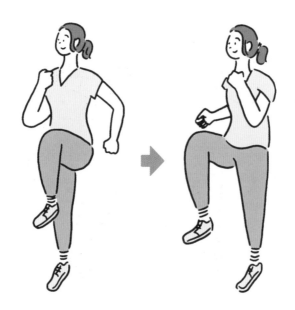

1

大幅度摆臂，呈略前倾姿势，将大腿高高抬起的同时向前进。膝盖提到髋关节的高度。

2

脚尖着地（注意不要让脚掌整体着地）。进行一系列动作时不要屏住呼吸，注意下颌不要向上抬起，腰不要向后仰。

肠道环境

习惯养成

力量训练

饮食

睡眠

初级实践

中级实践

高级实践

10 开合跳

难度 | ★★★

练这里 》 大腿、小腿肚、
背部（背阔肌、菱形肌）、
腹部周围

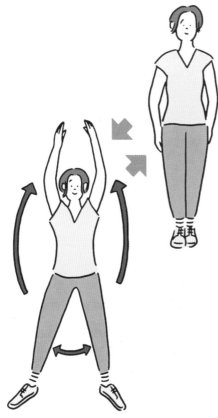

1

从立正姿势开始。

2

跳的同时双手双脚向两
侧张开。双脚之间的宽度达
到肩宽的1.5倍即可。务必用
脚尖着地。

3

一边跳一边将双手放下，
双脚收回。反复进行该动作。
尽量快速做，心跳容易加快。
不需要有意跳得很高。

11 侧平板支撑

难　度 | ★ ★ ★

练这里 》 腹部两侧（腹外斜肌）、背部（背阔肌）

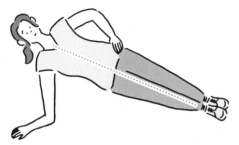

　　小臂支撑在肩部正下方。利用肘部和腿的外侧支撑身体。身体呈一条直线。重心放在脚上。不要将腰部抬太高，挺胸，注意不要屏住呼吸，眼睛不要向下看。

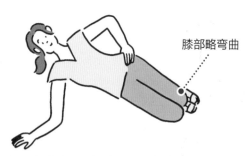

膝部略弯曲

　　如果有难度，可将膝部略弯曲着地（也可双脚前后着地）。

肠道环境

习惯养成

力量训练

饮食

睡眠

初级实践

中级实践

高级实践

12 **俯卧撑**

难度 ★★★

练这里 》 胸部（胸大肌）、
胳膊周围（肱三头肌）、
腹部（腹直肌）、
背部（背阔肌、菱形肌）

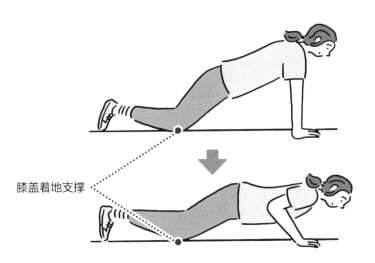

膝盖着地支撑

1

双手张开，间距约为肩宽的2倍，大拇指指尖朝向内侧。注意手肘不要张得太开。颈部放松，肩部下沉。从膝盖着地支撑的状态开始。

2

使胸部落下紧贴地面（胸部落下的位置在两只手掌之间的连线上）。身体落下时吸气，抬起时呼气。手指尖承重时手腕会痛，需要注意。

13 **滚腹肌轮**

难 度 ★ ★ ★

练这里 » 腹肌整体（腹直肌）、
胳膊周围（肱二头肌）、
背部（背阔肌）

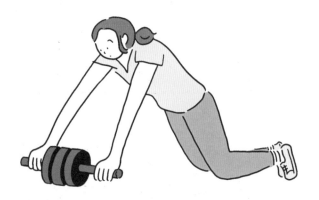

1

　手握腹肌轮，膝盖着地
呈跪姿。一边吸气，一边将腹
肌轮向前方推，身体同时向前
倾，使面部逐渐靠近地面。

2

　只需向前最大程度完成即
可，然后缓缓收回（用墙作为
阻挡物，更容易做）。注意腰
部不要向后拱起。

肠道环境

习惯养成

力量训练

饮食

睡眠

初级实践

中级实践

高级实践

首先从简单的运动开始，
以每天做、坚持3周为目标

　　没有运动习惯的人突然开始运动，容易出现肌肉酸痛、腰痛等情况而产生反感情绪，从而导致半途而废。为了养成习惯，首先应从强度低的简单运动开始并每天坚持，先从习惯运动本身开始。建议从我介绍的难度为1星的训练开始！如能坚持3周，就可以不费力地持续下去！形成运动习惯后，可以再挑战强度稍高的训练。

　　不同部位有不同的练习要点。锻炼肩胛骨周围的肌肉时要使用毛巾、弹力带等充分伸展胳膊，有意识地将肘部努力向身体后方收，就像要消除两块肩胛骨之间的空隙一样。锻炼腹部下方肌肉时，做仰卧抬腿如果腰与背之间有空隙，腰部用力会有疼痛感，因此可以在空隙处垫上毛巾等，这样下腹部自然就能使上力。锻炼臀部肌肉，做蚌式开合张开腿时，如果像深蹲站立时那样收紧臀部的话，这个部位会收到更好的锻炼效果。

木场达彦老师
　　1990年出生。原属日本东京消防厅救援队，曾是日本最大私人教练培养学校的代表讲师。2021年4月起在大阪经营私人健身房。

135

打造有利于坚持的环境很重要

想要掌握一门自己从未学过的技能，就需要采取不同于以往的方法。如果每次减肥都坚持不下来，运动也坚持不下来，睡眠质量下降、早上起床时感到疲惫等情况反复发生，就说明肯定有哪里做得不对。

今天的身体状况是由一直到昨天为止几十年来的生活方式所决定的，是习惯不断重复下的结晶。改变习惯需要时间。这是因为在有意识的行为与习惯性的行为中，能够充当行为原动力的刺激部位是完全不同的。想要让某种行动成为习惯，需要跨越大量障碍。

你可以想象这样一个画面：这种障碍并不是那种很高的单个障碍，只要超越了一个就万事大吉。虽然不过是高度只有30 cm的低障碍，但足足摆了1 km那么长。障碍虽然不是很高，但每天都要有意识地一点一点跨越，否则就会摔倒而

肠道环境

习惯养成

力量训练

饮食

睡眠

初级实践

中级实践

高级实践

心生厌烦之感。如果不是带着强烈的意愿坚持下去，就会中途放弃。

为了能够坚持下去，首先必须打造相应的环境。人是会根据周边事物的各种相关性确定自身行为举止的生物。在家人大吃薯片、炸鸡等油炸食品，大喝啤酒的情况下，人要想饮食自律是不可能的。研究表明，养成习惯需要具备6个因子，其中最需要的是什么呢？那就是有一个**能支持、帮助我们养成习惯的环境**。在日常生活中，我们都有过不少这样的经历——如果我们在意别人的眼光，行为自然会发生变化。如果能有意识地打造良好的环境，必然会发生持续性的行为变化，从而养成习惯。

我开办的健康学校要求学员采用在专用的**社交媒体上留言**的形式汇报一天所做的事情。就算敷衍了事也必须老老实实写下来。一般来说，人都会对把谎言写下来这件事心生抵触，自然想让**写下来的事情与自己做过的事情保持一致**。如果再看到别人对这件事予以评论、留下留言，自然就会涌出坚持下去的意愿。一天频繁阅读别人的留言，会让人不断提醒大脑自己正在为养成习惯而努力采取行动，也会逐渐占据大脑内的时间分配。

　　因此，**把家人也拉进来作为一起开展行动的同伴**，是通往成功的捷径。如果实在是必须一个人单干，则可以每天在社交媒体平台上发布自己做了什么，这样就会有被别人盯着、不能偷懒的感觉。

　　只要有意识地采取行动，养成习惯就绝不是什么难事。若能坚持每天都翻越一个小障碍，总有一天会走得很远。请大家务必牢记这个画面。

第**6**章

28天间歇性断食 与4分钟HIIT训练

接下来，让我们以28天为一个周期，开始4天骨头汤断食或者12~16小时的间歇性断食吧。据说，养成一个习惯需要坚持66天（约2个月），但不要着急，不要放弃，踏踏实实去实践吧！

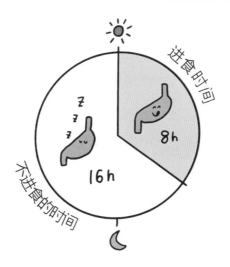

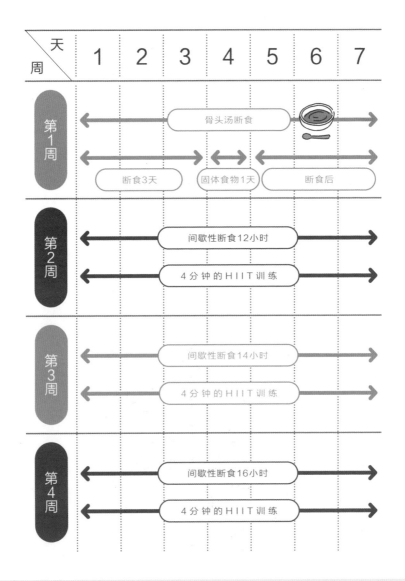

28天具体安排举例

天 周	1	2	3	4	5	6	7

第1周
骨头汤断食
断食3天 固体食物1天 断食后

第2周
间歇性断食12小时
4分钟的HIIT训练

第3周
间歇性断食14小时
4分钟的HIIT训练

第4周
间歇性断食16小时
4分钟的HIIT训练

第1周
为期4天的骨头汤断食

进行完第5章介绍的2天骨头汤断食后，想要真正挑战一下的读者可以尝试为期4天的骨头汤断食。只喝骨头汤的时间为3天，第4天可以吃果蔬沙拉等轻食。

第1天至第2天

早上起床先喝1杯**柠檬水**，然后一整天就只喝自己熬制的**骨头汤**或补充其他水分。喝骨头汤在量和时间间隔等方面没有限制。如果喝的汤比想象的还要多，就需要在中途补充熬制骨头汤，因此要预先准备好鸡架等食材。

水分基本上是纯粹的水，到第二天为止应避免喝咖啡、红茶、绿茶等含咖啡因的饮料，可以摄入**香草茶**。水能喝多少就喝多少，最少也要喝**2～3 L**，否则很容易脱水。同时还会

肠道环境

习惯养成

力量训练

饮食

睡眠

初级实践

中级实践

高级实践

有大量盐分排出，因此要适量地摄入**岩盐、海盐**。仅摄入汤里放的盐不够，因此要注意及时补充盐分。为了不至于饮食失衡，每天还要补充**复合维生素、矿物质**。

第3天

只在早上喝含有咖啡因的咖啡、红茶。咖啡、红茶里可以加入椰子油、MCT油、草饲酥油等优质脂类。含咖啡因的饮品只能在第3天、第4天的早上摄入，注意午后不要喝，否则会影响睡眠。骨头汤与水喜欢喝多少就喝多少。

第4天

从严格意义上来说，骨头汤断食并不是不摄入固态食物的断食方式。因此，不需要严格地设置断食后的"恢复餐"，从第4天**白天**就可以开始喝**果蔬汁，晚上可以摄入蒸蔬菜或蔬菜沙拉，还有煮鸡蛋**。由于是隔了好几天才吃固态食物，只加橄榄油和盐调味就足够美味了。

第5天至第7天

骨头汤断食的目的是**4天内尽可能切断糖类的摄入，重塑**

身体，摆脱胰岛素过剩的状态。从经验上来说，如能连续5天切断糖类的摄入，就能抑制戒断反应，因此，从第5天到第7天为止，每天的**糖类摄入可以减少到2碗米饭的分量**。配菜等的调味也要尽量避开甜味。虽然蔬菜中也含糖类，不过也不必过于紧张。水果只在肚子实在饿得不行的时候吃，零食基本上只吃不加调料的坚果。具体的饮食安排可参考第91页的内容。

这样一周下来，体重会减轻2～3 kg，但脂肪与肌肉并不会减少，基本上只是减少了身体中的水分，人也就显得不那么浮肿了。如果体重减少得比这还多，那就说明自己的身体浮肿程度偏高。此时如果恢复到原来的生活方式，马上就会反弹，导致空欢喜一场。如果不想让体重减少得过多，就要留心摄入充足的水分。

肠道环境

习惯养成

力量训练

饮食

睡眠

初级实践

中级实践

高级实践

不顺利也没关系……

有一部分人在尝试挑战为期4天的骨头汤断食时，会出现头晕、头痛、恶心、严重腹泻、全身倦怠、手脚麻痹等情况，从而无法完成断食。

初期征集有断食意向的参加者，大家一起进行断食时，几乎所有人都能完成4天的断食。然而，随着次数的增加，开始有人到了第2天或第3天的时候无法坚持而不得不中断。还有人在第1天傍晚就无力坚持了。

第1天傍晚时只是没吃早饭和午饭而已，无法坚持**可能是因为对骨头汤有特殊反应，如谷氨酰胺过敏症、组胺不耐受等**。能够顺利完成4天骨头汤断食的人之中，很多人本来就有较强的健康意识，并非处于胰岛素抵抗的状态，因此即使没有糖类进入体内，也具有一定程度的耐性，挑战成功的概率自然比较高。

首先，不要误以为只要完成一次断食身体状况就会好转。

断食既不是治疗某种疾病的方法，也不是改善健康状况的手段，只是改变"糖瘾"体质的一种方法而已，更重要的是之后过什么样的生活。"断食集训营"之类的服务卖得满天飞，但绝不是去参加一次集训、断食一次就能变健康。如果之后又回到以往的生活方式，那就和以前别无二致，得不到任何"投资效果"。这种断食说到底只是一时兴起。

如果是第3天失败，那就可以知道自己的身体无法忍受3天不摄入糖类的状态。此后如进行间歇性断食，对不摄入糖类会逐渐习惯，身体能承受断食的时间就会延长。关于这一点存在个体差异，有的人一试便知，而有的人则要等一段时间。多次进行过骨头汤断食的人都知道，随着次数的增加，断食会变得越来越轻松。

因此，即使中途中断也不要觉得遇到了什么挫折，要认识到这是进行了一次把握自己身体状态的极好的尝试。

我曾与学生一起进行了6次骨头汤断食，现在已经很少这样了。现在如果还想挑战，只要这几天有水、盐和维生素片就比较容易坚持下来。不过，进行一整天的断食终究只是摆脱糖类依赖的方法。摆脱了对糖类的依赖后，如果在外就餐不慎吃多了，次日可一整天只喝水，让肠道得到充分的休息，除此以外只要每天坚持间歇性断食就足够了。

肠道环境

习惯养成

力量训练

饮食

睡眠

初级实践

中级实践

高级实践

第2—4周
为期12～16小时的间歇性断食

从第2周开始，到第4周为止，可进行**16小时的间歇性断食**，逐渐让身体适应。对糖类依赖性不是那么强的人之中，有人即使突然设定16小时不进食也毫无障碍。这样的人可以坚持进行16小时间歇性断食。但大多数人如果骤然开始与迄今为止的饮食习惯完全不同的吃法，身体可能发生排斥反应。为此，需要让身体逐渐适应新的饮食模式。

最开始要先确保12小时不进食的时间。**适应了12小时不进食后，可逐步延长到14小时乃至16小时**。第4周时应确保最少3天以上进行16小时的断食，可能的话可以挑战一天20小时断食。像这样，一步一步地延长断食的时间。

关于具体的饮食内容，需要注意控糖、不吃劣质油、不吃点心等。不过，对此也不必过于执着，首先应集中精力确保进食时间。断食归根到底是为了改变在进食时间上的固有习惯，一次性想改变的事情太多，就很难养成习惯，容易顾此失彼。

对于原本经常便秘的人来说，通过饮食带来的刺激减少后，导致水分的摄入也相应减少了，由此可能会出现排便困难的情况。为了保障通便，可适量服用**镁片、维生素C等保健药品**。16小时断食的目的在于切断糖类的摄入、减少胰岛素的分泌，因此即使在16小时的断食期间也可以摄入加了MCT油、草饲黄油、草饲酥油的**咖啡**等饮品。如果没有咖啡因引起的睡眠障碍，午后也可以摄入含咖啡因饮料。16小时的间歇性断食能坚持下来后，最先感受到的变化是**白天工作效能的提升**。特别是工作时不会犯困了，能集中精力干活的时间变长了，白天的充实感也会有所增强。

肠道环境

习惯养成

力量训练

饮食

睡眠

初级实践

中级实践

高级实践

专 栏 **一日两餐的吃法举例**

（间歇性断食16小时）

抗衰饮食顾问
（营养师、烹调师、
美容营养学专家）
斋藤真由美 老师

要充分摄入糖类以外的营养

将从午餐开始到晚餐结束的时间设定在8小时以内。可与第91页的三餐模式相同，以三菜一汤为基础，包含大盘沙拉+1份蛋白质类主菜+副菜+米饭+多放蔬菜的味噌汤，均衡地摄入必要的营养。要保证糖类以外的脂肪、蛋白质、膳食纤维、维生素、矿物质等营养足够充分，不会摄入不足。

 早餐 **7:00左右**

放入营养效果好的优质脂类，调制"完美无缺的咖啡"。

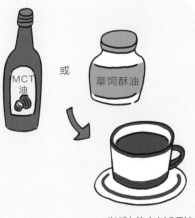

咖啡（放入MCT油或草饲酥油）

午餐│12:00开始

通过提前做好的发酵蔬菜和放入大量配菜的汤充分摄入膳食纤维。

大碗沙拉

德国酸菜（发酵卷心菜）

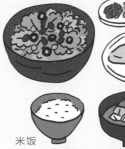

菜肉蛋卷（加了羊栖菜、菌菇，番茄曲调味）

米饭

汤（萝卜、胡萝卜、牛蒡、香菇、芋头、豆腐）

 加餐│15:00左右

坚果

水果（苹果、香蕉）

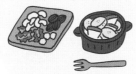

肚子饿了可以吃富含脂类与膳食纤维的坚果、水果。

 晚餐│20:00结束

沙拉

蛋白质类主菜里放发酵调料。
吃醋拌凉菜有缓解疲劳的效果。

生姜炒猪肉（猪肉、洋葱、酱油曲）

醋拌凉菜（裙带菜、黄瓜、小银鱼）

米饭

豆腐青菜味噌汤

肠道环境

习惯养成

力量训练

饮食

睡眠

初级实践

中级实践

高级实践

间歇性断食期间的好帮手——
吃不胖的小零食

如果有什么甜品能让人吃起来没有罪恶感，那可太令人高兴了。现在向大家介绍适合间歇性断食体验者们做来吃的几种健康小零食。

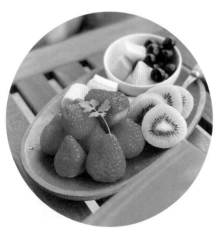

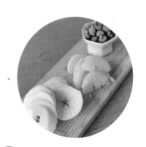

① 水果拼盘

也称得上是甜品。好看的摆盘足以满足食欲。按照老师的建议，水果拼盘里只放水果。

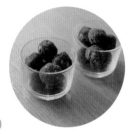

② 坚果球

将坚果与干果放入搅拌机打碎，再撒上可可粉。放在玻璃容器里格外好看。

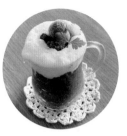

③ 奇亚籽椰香牛奶

将奇亚籽泡入巧克力味的有机糙米乳中入味，然后将打发起泡的椰子奶泡盖在上面，让人心满意足。

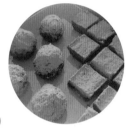

④ 健康生巧与发酵松露

用牛油果、椰子油、可可粉做成的生巧克力，用酒糟、可可粉做成的无糖松露。膳食纤维与矿物质分量十足。

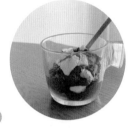

⑤ 简易提拉米苏

将奇亚籽泡入巧克力味的有机糙米乳中入味，加入马斯卡彭奶酪，最后撒上可可粉做点缀。

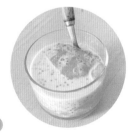

⑥ 简易蕨饼

车前草加水熬制，冷却后，加入放在豆浆中泡好的奇亚籽。甜味不足可加寡糖。

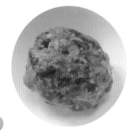

⑦ 发酵豆沙

红小豆与大米、米曲混合发酵后，不用白砂糖就能制成自带温和甜味的豆沙。

肠道环境

习惯养成

力量训练

饮食

睡眠

初级实践

中级实践

高级实践

151

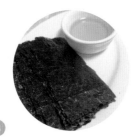

8
海苔与橄榄油
无麸质、无乳制品饮食时也可以吃的高满意度小零食。橄榄油也可以换成草饲黄油。

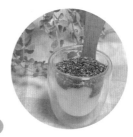

9
奇亚籽酸奶
奇亚籽吸收水分后吃起来会有颗粒感，是富含蛋白质、膳食纤维、矿物质等的健康食品。

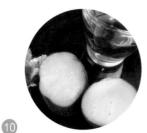

10
路易波士茶配红薯
路易波士茶不含咖啡因，富含镁。红薯富含膳食纤维，对便秘特别有效。

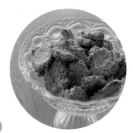

11
燕麦饼干
混合燕麦片与椰子油烤制而成的小饼干香气扑鼻。想吃甜的话可加入甜菜糖。

照片提供：①—③、⑤—⑥、⑧—⑨、⑪藤城敦子女士
④、⑦斋藤真由美老师
⑩勘川美香女士

第2—4周
4分钟的间歇性训练

肠道环境

习惯养成

力量训练

饮食

睡眠

初级实践

中级实践

高级实践

第2周以后必须加入运动，而且必须是能给予肌肉刺激的力量训练。进行间歇性断食，进食时间缩短，饭量自然会随之减少。针对热量摄入的减少，本可动用体内的脂肪来弥补，不过最先消耗的却是储存在肌肉内的糖类（肌糖原）与肌肉内的蛋白质。有的人持续进行间歇性断食后体重会下降不止，这种人原本身体肌肉量就少，其中很多人还会陷入本来就少的肌肉进一步减少的状态。这种情况下，16小时断食的时间就太长了，可暂时进行12小时的断食，同时还要重视力量训练。给予肌肉一定刺激后，即便进行断食，肌肉也不会萎缩。

锻炼肌肉就需要给予肌肉某种程度的刺激。然而，没有负荷、不花时间就不会对肌肉形成适当的刺激。最初的目标是扎扎实实地进行**4分钟的TABATA式HIIT间歇性训练（即20**

秒运动、10秒休息为1组，共8组）。

为避免受伤，要先掌握正确的运动模式，然后以20秒内用尽全力为目标，这个时间内要集中精力把能做的动作次数做到最多。然后，做完全部的8组动作后必须达到心跳加速、气喘吁吁的状态。做4分钟左右的运动第二天不会有疲劳感，因此能每天坚持。间歇性训练最多做2大组，共8分钟。运动习惯形成后，运动本身会变得令人愉悦。结果可能会想要挑战马拉松，或每天都去健身房锻炼身体。不过，需要注意的是，不能因运动导致身体疼痛。运动的目的终究是健康，因此就应该集中精力实现这个目标的最大化。

我们的目标是维持必要的肌肉，这样即便上了年纪也能做到快步走，即使跌倒了也不会骨折，如此才能度过幸福的晚年。为此，并不需要做超出必要的长时间运动或剧烈运动。假设一天内的睡眠时间为8小时，光靠4分钟的运动，剩下的15小时56分钟完全不运动，就能维持健康吗？那必然是不可能的。关于这一点，我想大家都不难想明白。为了维持健康，如何度过醒着的时间才是最重要的。

我提醒健康学校的学员们**不要连续坐20分钟以上**，要适当地站起来活动身体，**要尽量爬楼梯**。此外我还鼓励他们，只要有一点空余时间就适当进行简单的训练。我要求他们每天发布**空余时间做的训练**，一有空就做这项运动。这样一旦形成运动习惯，就会逐渐适应做运动的自己。在运动成为自己日常生活的一部分之前，即使将训练时间控制在10分钟以内也能感觉到效果。

话虽如此，人的欲望是无止境的。我自己最近想让体形变得更好看，就请了健身教练做讲师，开了线上俱乐部和我的学员们一起做力量训练，一天在健身塑形上花大约30分钟的时间。如果能调整环境，安全地和小伙伴们一起开展训练，那么延长运动时间、增加负荷也没有什么大问题。

TABATA式HIIT间歇性训练

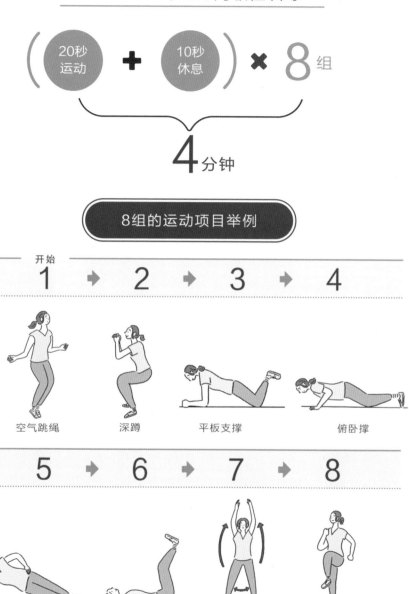

(20秒运动 + 10秒休息) ✖ 8组

4分钟

8组的运动项目举例

开始
1 ➡ 2 ➡ 3 ➡ 4

空气跳绳　　深蹲　　平板支撑　　俯卧撑

5 ➡ 6 ➡ 7 ➡ 8

侧平板支撑　　仰卧抬腿　　开合跳　　高抬腿

高级 篇 产后发胖，体重激增

➡ 10个月体重减轻10 kg。回到了单身时期的身材，找回笑容

挑战前

从5年前开始，我几度尝试喝发甜的"酵素饮料"进行断食，虽然也能瘦下来但马上就会反弹。在反反复复中代谢出现异常，反而变成了易胖体质。心想"真是够了……"于是暴饮暴食，达到了体重的巅峰！正在这个时候，我知道了石黑老师，希望从根本上改变饮食生活与习惯，这也成了我开始转变的契机。我先参考了他的视频，亲手做以蔬菜为中心的一日三餐和小零食，健步走1小时，跟着视频做30分钟的力量训练、HIIT训练，体重迅速下降了3 kg，但旋即又反弹了1.5 kg。于是我下定决心认真学习，报名参加了老师的健康课程。

为期 28 天的挑战

▸ 骨头汤断食（3天断食+恢复餐2天）

第1天、第2天我感觉头痛，有强烈的倦怠感，身体状态相当差。但第3天、第4天身体就舒服很多，就像卸下了一身重甲那样轻松。完全没有饥饿感。第4天的恢复餐吃的沙拉美味十足，让我自己都感到震惊。

▶ **23天的间歇性断食（14～18小时）**

▶ **一天喝水2 L以上**

▶ **避开小麦、乳制品**

　　最初从14小时断食、吃3餐开始，然后再一点点延长断食的时间，最后发展到18小时断食、吃2餐。早上喝放了草饲酥油的咖啡，午餐吃包满蔬菜的越南春卷代替米饭。晚上以日餐为主，包括味噌汤与米饭。小零食有水果、海苔、坚果球等（见第150页）。

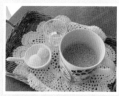

早上喝草饲酥油咖啡。草饲酥油很贵，所以是自制的。

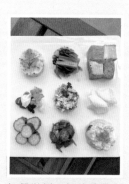

午餐举例：各种蔬菜做成的配菜让我心情大好。

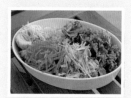

晚餐：下了一番功夫的多彩蔬菜，让人心满意足。

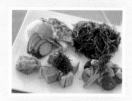

晚餐：足量蔬菜、蛋白质与米饭。

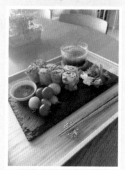

午餐：越南春卷不含谷蛋白。

藤城敦子（个体经营者，47岁）
163 cm

63 kg ➡ 53 kg

▶ 10分钟的力量训练与HIIT

做了开合跳、快速深蹲等。我一直有用力过猛的倾向，老师让我"不要着急，不要做过头"，我还有些惊讶。为养成习惯，我一点一点地增加运动次数，肌肉量随之增加。此外我还在群组留言，制订作息时间表，记日记，这些都有助于培养习惯。

28天体重减了3 kg。然后我继续这个方法，参加健康学校6个月后，比最胖的时候减少了10 kg。几乎恢复到了单身时代的体重，以前的牛仔裤和西服套装也都能毫无阻碍地穿上了！

通过坚持行动改变了自己，这让我重拾了自信。可能是因为自己下了苦功夫，我更懂得感恩，比以往也更爱笑了。我还发现，自己的精神状态发生了很大变化。

无论是精力还是体力方面，我都感觉自己浑身充满了能量，更加享受人生了。我认识到每天的积累是多么重要，今后也要坚持下去。

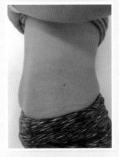

最胖时的腹部。

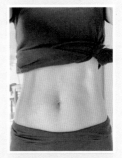

认真上课后腹部出现了马甲线。

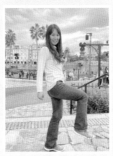

穿着单身时的牛仔裤带孩子去迪士尼乐园。

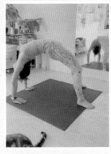

变瘦后，一些难度大的瑜伽动作也能做到了。

高级篇 希望能改善过敏、湿疹等不适症状

➡ **皮肤更光滑了，变得更加积极向上**

挑战前

7年前老公去世，我身心极度失衡，深受过敏、面部湿疹折磨，苦苦寻找解决办法的时候在视频网站上得知石黑老师的方法。从童年时起，我就是偏瘦的体型，还经常便秘。3年前在一次体检中被查出快得"轻度糖尿病"了，于是下定决心做点什么。我要开始新的人生，积极向前进，为此就要保持健康。看了石黑老师的视频后我改吃好油（椰子油、MCT油），把每天吃一个的便利店甜点换成了干果、红薯。但我还想学习更多的健康知识，于是参加了老师的健康学校。

为期 28 天的挑战

▶ **每天早上喝柠檬水，一天喝水2 L**

早上喝柠檬水让我感觉身体被唤醒了。一直感觉像便秘的腹胀消失了，频繁出现的头痛也没有了。

▶ **骨头汤断食3天+恢复餐1天**

断食第2天、第3天虽然感到倦怠，但到了第4天就感觉神清气爽，让我备感震惊。

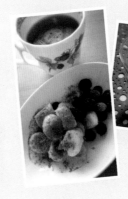

早餐：防弹咖啡、肉桂香蕉、蓝莓、甜菜汁。

勘川美香（美容师，54岁）
170 cm

53 kg ➜ **48** kg

肠道环境

习惯养成

力量训练

饮食

睡眠

初级实践

中级实践

高级实践

▶ 间歇性断食（12小时）

早上吃水果，中午吃便当，晚上吃鱼配上汤，充分摄入ω–3脂肪酸。换用岩盐、黑胡椒粉、橄榄油、大豆酱油等天然调料。这样，自然就能少吃以前最爱的面包，由此知道吃八分饱就能保持良好的身体状态。

▶ 开始记用餐日记

我开始记录体重、饮水量、排便情况、身体状态，以及摄入的碳水化合物和蛋白质的种类、零食。这样身体不佳时可以回顾前一天的情况，知道这是大米、小麦食品吃多了导致的。之后一旦身体状况不佳就能进行调整，如有节制地饮食，将主食换为荞麦面，等等。

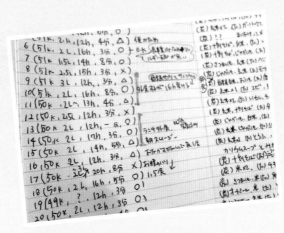

用笔记本左右页的一行记录一天的情况。

▶ 做30秒至3分钟运动

以前老是窝在家里，从未尝试过在自家运动，就从每天做30秒平板支撑开始，小小的自信油然而生。然后又加入了开合跳、深蹲等，运动时间增加到3分钟。坚持做运动期间，走路不觉得累了，走路的距离也变长了，身体更加结实了。

▶ 睡前深呼吸10次

更容易入睡，睡得更深。心情也变得平和、稳定起来。

▶ 1年后

之后我继续坚持这个方法，体重减轻5 kg。便秘与皮肤粗糙也好了近七成。少食后睡得更深，体力水平有所升高，活动量随之增加。这1年来我学会了不要追求立即出成果，不要焦虑。不积跬步，无以至千里。我还养成了与身体对话的习惯，这是比什么都重要的收获。

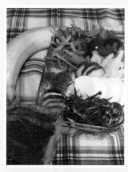 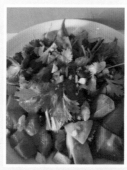 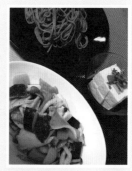

午餐（便当）：沙拉、香蕉、黑麦面包。

午餐：沙拉、羊肉、饭团。

晚餐：荞麦面、凉拌豆腐、菌菇沙拉。

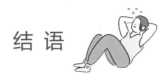

养成"与身体对话"的习惯
才是终极目标

　　我在大学医院工作的时候，没有一天不去便利店。每天开会前总会条件反射性地去便利店，买上仙贝、巧克力、豆沙点心等就着咖啡一起吃。现在的我已经不怎么吃这些东西了。不吃添加剂、人工甜味剂后，再吃含有这些食品添加剂的东西时，便能觉察到味觉上的改变。在外面吃饭后容易便秘或拉肚子，因此总觉得应该尽量在家吃饭。即使去便利店也只是从点心专柜前经过，只买水和坚果。

　　在改变饮食习惯、认真运动、好好睡觉、快乐生活之后，<u>身体所想要的东西自然发生了改变</u>，这一点是千真万确的。我不再想吃巧克力，如今更愿意吃水果。一不运动就感觉哪里不对劲。为了保证睡眠质量不再无所事事地玩手机了。以前觉得好吃的餐厅现在也不觉得香了，因此经常去的餐厅也换了一批。

现代人往往容易对谷氨酰胺等化学调味剂、糖（包括小麦）和油（植物油脂）的组合食品等深加工食品上瘾。吃的时候可能不觉得，停一段时间后身体就无法接受这些东西了。在为期28天的间歇性断食期间，不吃特定的食品（小麦、乳制品、鸡蛋等），29天以后再吃就会发现，以前吃着香的东西如今也不怎么样，甚至有些不合胃口或难吃，以至于出现荨麻疹，感到不舒服想呕吐，有时甚至还会出现倦怠感。

自己的身体真正想要的是什么？
什么东西是绝对不能吃的？

我们必须花一定的时间才能发现引起身体不适的食材有哪些。你有没有在吃那种听说有益于健康就稀里糊涂坚持吃的保健品或补充剂？它们真的是你的身体所必需的吗？如果真的需要，那吃了之后身体状态应该就会有所好转，不吃的话身体状态就会变差。我在身体状态最差的时候，也对服用含维生素B的保健品后感受到的效果感到震惊。身体状态确实明显变好了。然而，这种效果是短暂的。改变饮食期间我开始不再摄入这些保健品，身体状况没有任何变化，又吃了一次也完全没有反应。我们并不知道这些保健品里究竟含有什么样的成分。我们应该认识到，这样稀里糊涂地坚持服用会有一定的风险。试用1个月，看看身体状况有无变化，然后停止服用一段时间，再看看有没有什么变化。我们要仔细观察，找到自己的身体真正需要的东西。

"最好的医生"是谁？

就是你自己。

如果有异常，你的身体一定会发出信号。如果无视这种信号、置之不理，疾病就会越来越严重。最近肚子凸了起来；早上起来总是腰痛；肚子胀、隐隐作痛；体检时发现血糖值偏高……身体发出的信号多种多样。如果一直无视这些信号会怎么样呢？有时候，即使发展成不可逆转的严重疾患，如心肌梗死、脑梗死、癌症等也并非不可思议。

如此想来，我也曾持续无视过身体发出的信号。投接球练习的时候无法爬上1米高的地方，对球的反应变慢，接球时反射神经迟钝，有时肩膀疼得够不到头上的球……身体发出了很多信号。我想，任何人都会在日常生活的某一个瞬间忽然察觉到自己体力的衰退。你会不会把这种异常的信号当成改善的良机，并且就此采取实际行动呢？从今天起，你一定**要认真竖起健康的"天线"，敏锐地捕捉身体发出的这些信号**。

我就是在公园察觉到这些信号后过了3年多才采取实际行动恢复体力的。如果在当时那个瞬间就付诸行动，可能现在的体力会更好。不过，回顾无法改变的过去也于事无补。机会总是藏在现在的某个瞬间，把握好当下，采取行动，就能有所改变。

医生与营养师都无法改变我们的身体状况。身体最需要的，是你自己与身体对话，你自己去探寻。通过采取健康的生活方式，就会形成自己对身体负责的良性思维。这样一来，即便出现身体不佳的情况，自己也能够有所察觉，并朝着改善的方向去努力。这才是**养成健康习惯的终极目标**。

最后，我要深深感谢亲身体验我所提倡的健康方法并提供总结的角川集团的铃木聪子女士，我的健康学校的第一名学

生、为我提供食谱的抗衰老营养顾问斋藤真由美女士，分享上
健康学校后身体发生各种变化的勘川美香女士、藤城敦子女
士，以及负责训练部分内容审订的木场达彦先生。如果能一直
保持健健康康、活动自如的状态，人生的乐趣也一定会增加几
倍。为了今后能继续与我的妻子贺子，儿子达也、阳路健康幸
福地生活下去，我也要和各位读者一样，继续坚持这些有益于
健康的好习惯。

【参考文献】

（以引用的先后顺序进行排序）

Front Microbiol. 2018

Stroke. 2019

PLoS One. 2017

FEMS Microbiol. 2012

Cell Metab. 2011

FASEB J. 2015

Microb Ecol Health Dis. 2016

Nat Commun. 2014

Cell. 2009

Immunology. 2013

Food Funct. 2017

Nat Cell Biol. 2021

Science. 2004

Nat Rev Immunol. 2020

Nutrients. 2018

Annu Rev Physiol. 2010

Trends Biotechnol. 2015

Nutrients. 2018

Gut Microbes. 2016

mSystems. 2018

Front Microbiol. 2016

Nature. 2013

J Clin Microbiol. 2004

Proc Natl Acad Sci USA. 2011

Gut Microbes. 2013

Gastroenterology. 2016

Pediatrics. 2012

Sci Rep. 2014

Int J Mol Sci. 2019

Microorganisms. 2019

Front Cell Infect Microbiol. 2021

BMC Nutr. 2020

Nat Sci Sleep. 2017

Neuro science. 2002

Behav Brain Res. 2015

PLoS One. 2019

BMJ. 2018

Environ Health. 2018

J Obstet Gynaecol Res. 2018

JAMA Netw Open. 2020

Gut. 2014

Environment and Behavior. 2007

Psychoneuroendocrinology. 2017

Health Psychol. 2017

J Occup Health Psychol. 2017

J Pers Soc Psychol. 2011

Health Psychol Rev. 2015

JAMA. 2004

Compr Physiol. 2012

Med Sci Sports Exerc. 2009 19346988

Diabetes Care. 2007

J Am Coll Cardiol. 2011

FASEB. 2018

J Appl Physiol Respair Environ Exerc Physiol. 1979

Am J Physiol. 1992

Cardiopulm Phys Ther J. 2012

Mayo Clin Proc. 2020

J Appl Physiol. 2003

Am J Clin Nutr. 1999

Am J Physiol. 1997

J Cachexia Sarcopenia Muscle. 2021

BMJ. 2008

J Frailty Aging. 2019

J Am Med Dir Assoc. 2015

Exp Gerontol. 2019

J Am Geriatr Soc. 2019

Heart. 2021

Nutr Diabetes. 2013

Biogerontology. 2005

J Appl Physiol Respir Environ Exerc Physiol. 1978

Biomedia. 2019

J Physiol Sci. 2019

European Review of Aging and Physical Activity. 2013

Endocr Rev. 2020

J Physiol. 2000

Curr Dev Nutr. 2017

Cell Metab. 2019

Exerc Immunol Rev. 2006

MOJ Immunol. 2018

Proc Natl Acad Sci USA. 2011

Diabetes. 2003

Rev Endocr Metab Disord. 2014

Cell Metab. 2018

Oxid Med Cell Longev. 2017

Antonie Van Leeuwenhoek. 2002

PLoS One. 2013

Nutrients. 2016

J Appl Physiol. 2015

J Exp Biol. 2021

Randomized Controlled Trial Med Sci Sports Exerc. 2020

Int J Sport Nutr. 1997

Int J Biochem. 1989

J Physiol. 2006

Acta Physiol Scand. 1994

Am J Clin Nutr. 2008

Eur J Nutr. 2012

Plants (Basel). 2020

Compr Rev Food Sci Food Saf. 2021

J Am Coll Nutr. 2014

J Am Clin Nutr. 2009

N Engl J Med. 2020

European Review of Social Psycholog. 1999

European Review of Social Psycholog. 2009

Nutr Diabetes. 2020

Nutrients. 2019

Nat Med. 2021

Neal, David "The Science of Habit". October 2015

快读·慢活®

《重建免疫力》

免疫力才是好医生！

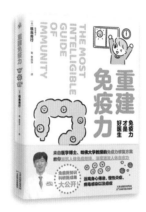

　　如果你总是倦怠、腹泻、感冒、过敏，甚至患上比较严重的疾病……那就看看来自医学博士、哈佛大学教授的免疫力修复方案。

　　书中不仅科学讲解了免疫基础知识，让你了解人体是如何抵御病毒和细菌等；还从毛细血管、自主神经、肠道环境与细胞呼吸等维度，详细解说人体机制与身体不适的关系；分析现代人日常生活习惯，介绍5大增强免疫力关键点，从呼吸到运动，再到睡眠等。

　　看得懂、易实践！教你重筑人体免疫防线，深度激发人体自愈力！

快读·慢活®

《少食生活》

少吃一点，活久一点!

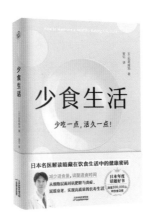

日本年度话题好书! 改变 500 000 人的饮食习惯。

日本消化科名医、健康管理师亲身实践，从不健康的生活到少食生活，解读暗藏在饮食生活中的健康密码。控制进食的节奏、时间和次数，关注排毒与健康，从细胞层面对抗肥胖与炎症，延缓衰老，实现高质量的长寿生活!

理论知识和实践指导相结合，专业权威，内容科学且通俗易懂，让你能看懂、易操作，立刻就能实践健康且长寿的生活!

快读·慢活®

《减糖生活》

正确减糖，变瘦！变健康！变年轻！

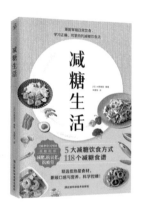

　　本书由日本限糖医疗推进协会合作医师水野雅登主编，介绍了肉类、海鲜类、蔬菜类、蛋类、乳制品等九大类食材在减糖饮食期间的挑选要点，以及上百种食品的糖含量及蛋白质含量一览表。书中还总结了5大饮食方式，118个减糖食谱，帮你重新审视日常饮食，学习正确、可坚持的减糖饮食法，帮助你全面、科学、可坚持地减糖，让你变瘦、变健康、变年轻！

　　减糖原本的目的并不是为了减肥，而是一种保持健康的饮食方式。

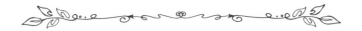

快读・慢活®

从出生到少女，到女人，再到成为妈妈，养育下一代，女性在每一个重要时期都需要知识、勇气与独立思考的能力。

"快读・慢活®"致力于陪伴女性终身成长，帮助新一代中国女性成长为更好的自己。从生活到职场，从美容护肤、运动健康到育儿、家庭教育、婚姻等各个维度，为中国女性提供全方位的知识支持，让生活更有趣，让育儿更轻松，让家庭生活更美好。

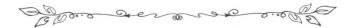